Editions Robert Atlani

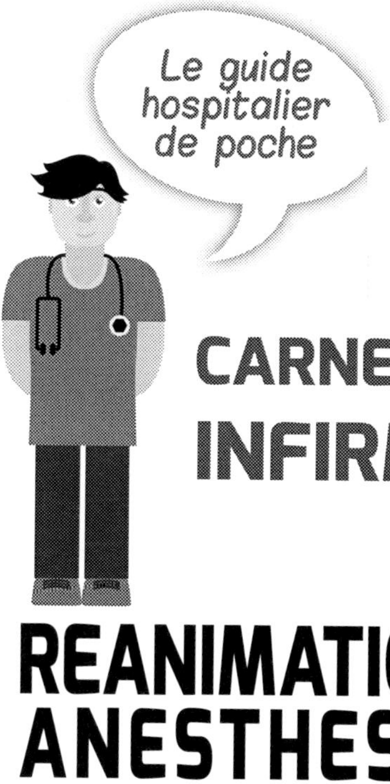

W0248578

CARNET INFIRMIER

REANIMATION ANESTHESIE 13

Alexandre BITOUN

Éditions Robert Atlani
99 bd de l'Hôpital
75013 PARIS - Tél. : 01 44 24 13 61

Mars 2015 - ISBN : 978-2-37181-054-9

REMERCIEMENTS

Aux fondateurs de l'académie FYNA, qui veillent sur nous

À ma mère, qui m'a mis sur cette voie et qui continue à me guider chaque jour

À mon père, de m'avoir montré ce prospectus pour l'école d'ostéo au moment où il le fallait ...

À ma soeurette, à qui j'ai essayé d'emprunter la belle plume

À Monique, pour son écoute attentive et sa lecture critique

Aux Pal-Auxerro-Melunais, pour leur humour et leur jeunesse

À Élise, pour son sourire et sa fraîcheur

Aux Nagar, pour leur chaleur

Au Real hard dare ComEx et ses membres de prestige : Réphael David et Eyal

Aux faculta'tifs: Céline, Rivka, Samantha, Benjamin et Samuel

À mes collègues de pensée : Donia, Iris, Jessica, Laurie Maroua, Yasmine et Fabien

À mes fidèles co-externes : Alia, Alice, Ariane, Btissame, Céline, Irina, Julie, Migena, Geoffroy Guillaume et Nicolas

À notre doyen le Pr Berche et les membres du comité pédagogique ainsi que tous les professeurs de la faculté de médecine Paris V, pour la qualité de l'enseignement qui y est dispensé

Au Pr Viallard, pour sa présence, son éthique ainsi que sa contribution à l'écriture de ce carnet

Aux Pr Mignon et Dr Tesnière, pour leur formidable travail sur la plateforme iLumens que je recommande à tous ceux qui veulent progresser dans la passionnante discipline qu'est la réanimation

Aux personnels des services qui m'ont accueillis pendant mes études et ailleurs, du chef de service au brancardier en passant par les secrétaires, les infirmières les internes, les CCA, les PH et PU-PH, en particulier ceux des urgences de l'Hôtel Dieu et du SMUR Necker

À mes premiers co-internes (des urgences d'Eaubonne) : Angèle, Anne-Sophie, Florence, Frédéric et Théo, qui ont vu naître ce projet

Aux infirmières et aide-soignantes de l'UHCD de ce même service, pour tous les bons moments passés, en espérant que cet ouvrage leur sera utile ...

À l'éditeur, pour m'avoir proposé cette expérience enrichissante et sympathique

À tous ceux que je n'oublie pas et qui ont participé ou participent de près ou de loin à mon épanouissement personnel ou professionnel

J'espère que la lecture de ce carnet ne va pas vous anesthésier.

Cependant si vous arrivez au bout avant, vous saurez comment vous réanimer...

Préface

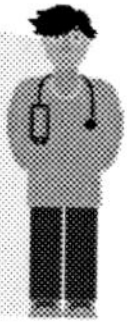

M.L. Viallard

MD. Ph.D., EA 4569, laboratoire d'éthique médicale, Université Paris Descartes et Équipe de médecine palliative périnatale et pédiatrique, Necker Enfants Malades, APHP, Paris.

Sans la mise en place de manœuvres de réanimation rigoureusement appliquées, bien des patients atteints d'une pathologie aiguë mettant en jeu leur pronostic vital ne survivraient pas. Si le médecin tarde à poser le bon diagnostic, prescrire ou réaliser les bons gestes ou traitements, ou si l'infirmier(e) ne les applique pas avec rigueur, les chances de survie de la personne seront compromises. L'environnement technologique demande de la part de chaque professionnel un niveau de connaissance et d'expérience en perpétuel développement. Sa pratique se confronte à des situations d'urgence, complexes, avec la nécessité de réfléchir et d'agir vite tout en minimisant le risque d'erreur.

Il y a aussi l'aspect humain et relationnel. Les prises en charge sont lourdes du fait de la gravité des phénomènes physiopathologiques, de l'ambiance souvent dramatique générée par une réalité surgie brutalement, d'un certain degré d'incertitude résiduelle, notamment lors des manœuvres de réanimation.

Le médecin, comme les infirmiers exerçant en réanimation, sont perçus comme des personnes extrêmement compétentes parfois enclin à une confiance apparemment absolue en leurs savoirs, en leur « Science », en leur expérience. Cette apparence de toute puissance peut être perçue comme une « froideur », un désintérêt pour ce qui concerne l'humain pour privilégier la performance technique.

Cela peut rendre plus difficile la relation entre le professionnel et l'entourage du patient : les uns voyant une occasion d'améliorer les possibilités de survie voire de confort pour le malade là où les autres considéreront qu'il s'agit d'une obstination déraisonnable.

La gravité des pathologies, le risque élevé de décès du patient, ou de possibles séquelles en cas de survie alourdissent une ambiance déjà dramatique. Différents niveaux de stress doivent être évoqués : l'obligation d'être dans une performance technique, faire avec son propre ressenti comme celui des autres acteurs (autres professionnels, famille, ...), être attentif aux autres professionnels tout autant qu'à l'entourage intime du patient, respecter le rôle, la place et la fonction de chacun.

La compétence et l'expertise de chaque corps de métier est indispensable pour mener à bien le projet de soin. La collégialité facilite la prise de décision dans un contexte d'incertitude. C'est le cas lors des décisions de limitation ou d'arrêt de traitement maintenant artificiellement le patient en vie. Le réanimateur doit constituer avec l'ensemble des paramédicaux une véritable équipe capable de partager non seulement des projets de soins mais aussi des «valeurs».

L'urgence ne permet pas toujours de s'asseoir et de dialoguer. C'est en dehors de ce « temps compté » que la relation de confiance, de «complicité» se construit entre médecin, infirmier et autres soignants.

La qualité de cette relation est tout aussi importante que celle qui se noue avec le patient quand son état de vigilance le permet et avec son entourage intime.

Pour être apaisant pour le patient et sa famille, il est nécessaire d'être en capacité d'assurer une cohérence entre toutes les attitudes durant la prise en charge.

L'annonce de nouvelles souvent inquiétantes est une tâche difficile qui met à l'épreuve aussi le souci humaniste et la capacité à la rencontre de l'autre en restant dans une vision et une analyse la plus objective possible.

L'infirmier(e) est le professionnel qui passe le plus de temps auprès du patient. Il est souvent un interlocuteur privilégié pour l'entourage, même si le médecin est facilement accessible.

Le médecin ne l'ignore jamais, l'infirmier(e) est quasi toujours la personne qui pourra redire, autrement, dans une autre relation intime et singulière, ce qu'il aura pu expliquer tant au patient qu'à son entourage intime.

Dans cet ouvrage, Alexandre Bitoun présente les éléments de connaissances indispensables pour exercer en réanimation. Derrière chaque symptôme, chaque geste de soin technique ou « de base » comme de confort, c'est toujours d'un être humain avec sa sensibilité, son aspiration à être comme à devenir dont il est question. Derrière chaque décision, chaque geste technique, se trouve le cœur même du prendre soin, la relation avec le patient, son entourage mais aussi, entre les différents professionnels quel que soit leur rôle spécifique. La qualité d'un service de réanimation passe aussi par l'esprit d'une équipe capable de prendre en charge des situations complexes et émotionnellement éprouvantes dans la cohérence du souci premier qu'est le mieux être ou à défaut le moins mal être de la personne malade. À un souci de rigueur scientifique s'ajoute tout au long de ces chapitres, un véritable souci éthique de façon à ce que ce prendre soin hyper-spécialisé s'inscrive sans faille dans un humanisme affiché et assumé. Alexandre Bitoun a su dans ce travail pédagogique décliner tout cela.

SOMMAIRE

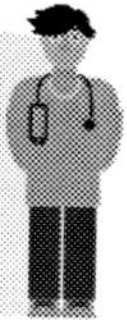

POINTS REPERES

ANATOMIE - PHSIOLOGIE

REFERENCES GENERALES

CONDUITE A TENIR

FICHES PATHOLOGIES La théorie et la prise en charge infirmière

EXAMENS COMPLEMENTAIRES

THERAPEUTIQUE

SOMMAIRE

1 RAPPELS ANATOMIQUES

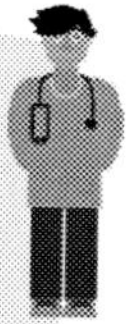

APPAREIL CARDIO-VASCULAIRE

La circulation du sang:

Système tubulaire fermé composé de vaisseaux sanguins dans lequel le cœur agit comme pompe centrale. Les artères partent du cœur alors que les veines y arrivent.

2 circulations se succèdent:

→ La circulation pulmonaire permet l'***hématose*** (oxygénation du sang):

- Le sang désaturé rejoint l'oreillette puis le ventricule droit
- Il emprunte le tronc de l'artère pulmonaire puis l'artère pulmonaire droite ou gauche
- Rejoint la membrane alvéolo-capillaire où s'effectue l'hématose et la libération du ***dioxyde de carbone*** (CO_2) qui sera expiré
- Le sang chargé en ***oxygène*** (O_2) regagne l'oreillette gauche par les veines pulmonaires

→ La circulation systémique ou générale permet l'oxygénation des tissus et donc la désaturation du sang en oxygène:

- Le sang saturé en oxygène arrive au niveau du ventricule gauche après être passé dans l'oreillette gauche
- La pompe cardiaque l'éjecte dans l'aorte et toutes ses branches puis dans le réseau capillaire
- C'est dans les artérioles qu'a lieu la désaturation du sang qui rejoint l'oreillette droite par les veines caves, et c'est reparti pour un tour!

Le cœur :

2 ´ 2 cavités :

→ Cœur droit ; sang pauvre en O2, réalise la circulation pulmonaire :
  - Oreillette (ou auricule) droite puis la valve tricuspide
  - Ventricule droit vers l'artère pulmonaire

→ Cœur gauche ; sang riche en O2, réalise la circulation générale
  - Oreillette gauche puis la valve mitrale
  - Ventricule gauche vers l'aorte

Le système valvulaire agit comme des portes séparant les compartiments du cœur ainsi que les vaisseaux :

→ Valves artérielles : pulmonaire et aortique

→ Valves auriculo-ventriculaires : tricuspide à droite et mitrale à gauche

Le cœur est lui-même irrigué par des artères : les artères coronaires. Elles naissent de l'aorte ascendante puis se séparent en 2 :

→ L'artère coronaire droite

→ L'artère coronaire gauche qui donne l'Inter-Ventriculaire Antérieure (IVA) et l'artère circonflexe

Les événements qui provoquent la contraction du cœur sont produits par des cellules spécifiques : le tissu nodal crée et propage la contraction à tout le myocarde de façon harmonieuse :

→ Nœud sinusal : 70/min

→ Nœud auriculo-ventriculaire : 50/min

→ Réseau de Purkinje : 30/min

2 phases dans le mouvement du tissu myocardique :

→ La diastole = phase de remplissage : fermeture des valves artérielles et perfusion des coronaires

→ La systole = phase d'éjection : fermetures des valves auriculo-ventriculaires et contraction ventriculaire

Le système artériel :

→ Les artères proches du cœur sont élastiques afin de résister aux pressions élevées infligées par le coeur

→ Les artères éloignées du cœur contiennent plus de fibres musculaires pour favoriser l'écoulement

→ L'aorte et ses branches :

- Crosse de l'aorte = 3 troncs supra-aortiques : le tronc brachio-céphalique (vers la tête et les membres supérieurs), l'artère carotide gauche et l'artère sub-clavière gauche (qui donne l'artère brachiale qui permet la prise de la tension artérielle puis l'artère ulnaire où sont prélevés les gaz du sang)
- Aorte thoracique descendante
- Aorte abdominale avec les artères viscérales
- Artères iliaques pour le pelvis et les membres inférieurs

Le système veineux :

→ Les veines des membres peuvent être soit :

- Superficielles, sous-cutanées avec des valvules pour limiter la stase veineuse
- Profondes, musculaires pour faire progresser le sang

→ Le retour veineux :

- Les veines sub-clavières et jugulaires se jettent dans la veine cave supérieure
- Le réseau superficiel des membres supérieurs est constitué du « M veineux » au pli du coude (veine céphalique et basilique) et permet une ponction de sang ou encore l'introduction d'un cathéter veineux dans l'oreillette droite ou même la pose d'une sonde de pace maker

- Les veines fémorales deviennent iliaques et récupèrent le sang drainé par les veines rénales avant de devenir la veine cave inférieure

Le système lymphatique :

→ Parallèle au retour veineux, il accompagne les grosses artères et constitue le système de drainage de la peau et des organes

→ La voie terminale est le conduit thoracique qui se jette dans le confluent jugulo-subclavier gauche

APPAREIL RESPIRATOIRE

Les voies aériennes:

Supérieures:

→ Fosses nasales: olfaction

→ Naso-pharynx

→ Larynx: phonation

Inférieures: arbre trachéo-bronchique

→ Trachée:
  - Tuyau élastique composé d'anneaux en forme de fer à cheval (16 à 20) dont la paroi postérieure est musculaire
  - Elle se divise au niveau de la carène = bifurcation trachéale: la bronche souche droite est quasiment verticale alors que la bronche souche gauche fait un angle de 70°, ce qui explique pourquoi la plupart des inhalations de liquide gastrique ou de corps étrangers donnent des infections pulmonaires droites!

→ Bronches principales

→ Bronches segmentaires

La plèvre (séreuse):

Le feuillet viscéral est faiblement adhérent à la surface pulmonaire

Le feuillet pariétal est très adhérent à la paroi

Les 2 feuillets se réfléchissent l'un sur l'autre pour limiter le hile pulmonaire où s'insèrent les bronches ainsi que les vaisseaux

La segmentation bronchique:

Poumon droit = 3 lobes:

→ Lobe Supérieur (LSD) avec la petite scissure

→ Lobe Moyen (LMD) avec la grande scissure

→ Lobe Inférieur (LID)

Poumon gauche = 2 lobes:

→ Lobe Supérieur (LSG) avec 2 parties: culmen et lingula

→ Lobe Inférieur (LIG)

Mécanique ventilatoire:

Inspiration : le diaphragme s'abaisse pour laisser les poumons s'épandre

Expiration: les muscles abdominaux se contractent pour chasser l'air des poumons

APPAREIL DIGESTIF

Appareil digestif haut:

→ Cavité buccale : absorption (aliments pris et broyés par les lèvres, les dents et la langue)

→ Glandes salivaires: lubrification des aliments

→ Pharynx: déglutition en morceaux

Appareil digestif bas:

Œsophage: transport du bol alimentaire

Estomac:

- → 2 courbures: petite et grande
- → Digestion mécanique et chimique

Intestin grêle dont le duodénum:

- → 4 parties entourant la tête du pancréas
- → Absorption des nutriments préparés par les sécrétions des glandes (foie, bile, pancréas)

Colon:

- → Cadre colique avec le caecum et l'appendice, le colon droit ascendant, le colon transverse et le colon gauche descendant puis le sigmoïde et enfin le rectum
- → L'appendice se projette habituellement au point de Mac Burney à la jonction tiers externe - tiers moyen d'une ligne entre l'ombilic et l'épine iliaque antéro-supérieure
- → Absorption de l'eau et des électrolytes, formation des selles et transport vers l'anus

Le péritoine:

Séreuse composée de 2 feuillets:

- → Le feuillet pariétal tapisse les parois de l'abdomen
- → Le feuillet viscéral est appliqué sur les viscères qu'il recouvre

La cavité péritonéale est située entre ces 2 feuillets, quasi virtuelle

Elle permet le glissement des viscères lors de la respiration ou des contractions de l'intestin lors de la digestion

Les glandes annexes :

Glandes salivaires : lubrifient et débutent la digestion enzymatique

→ Glande parotide :
- Située sous la branche montante de la mandibule
- Son canal excréteur est le canal de Sténon qui s'ouvre en regard du collet de la 2ème molaire supérieure
- Elle est traversée par le nerf facial, responsable de la mimique
- La parotidite est l'inflammation spécifique des oreillons

→ Glande sub-mandibulaire :
- Située sous le bord inférieur de la mandibule
- Son canal excréteur est le canal de Wharton qui se termine dans le plancher de la bouche

→ Glande sub-linguale

Foie : principale glande digestive

→ Il est situé sous la coupole diaphragmatique droite

→ Il intervient dans tous les métabolismes : glucides, lipides et protides

→ Il assure la détoxication des produits de l'absorption intestinale qui lui sont apportés par le système porte

→ Il sécrète la bile : les pigments biliaires sont l'aboutissement de la dégradation de l'hémoglobine

→ Ils sont libérés par les voies biliaires dans l'intestin sous forme d'acides biliaires

→ Ils sont nécessaires à l'absorption intestinale des graisses

Pancréas ; cette glande a 2 fonctions :

→ Sécrétion endocrine : sécrétion d'insuline

→ Sécrétion exocrine ; le suc pancréatique porteur d'enzymes :
- Lipolytiques = lipase
- Glycolytiques = amylase

Le système porte abdominal:

Système veineux dont l'origine se situe derrière le pancréas et la terminaison au niveau du foie

Son rôle est de transporter les produits de l'absorption intestinale vers le foie

Les veines centro-lobulaires se réunissent en veines hépatiques qui rejoignent la veine cave inférieure au-dessus du foie

APPAREIL URINAIRE

Haut appareil:

Les reins:

- → En forme de haricot de 12 / 6 / 3 cms
- → Sont situés derrière le foie à droite et derrière la rate à gauche
- → Filtrent le sang et excrètent l'urine

Les uretères: conduit acheminant l'urine de chaque rein à la vessie

Bas appareil:

La vessie:

- → Réservoir de l'urine dans l'intervalle des mictions
- → La vessie vide ne dépasse pas le plan de la symphyse pubienne

L'urèthre: relie la vessie au monde extérieur

APPAREIL NERVEUX

Système Nerveux Central (SNC):

Moelle épinière:

- → Succession de segments médullaires = 31 métamères résultant de la division primitive de l'embryon

→ Chaque segment médullaire est en relation avec le corps vertébral par 2 racines qui se réunissent pour former le nerf spinal (système nerveux périphérique)

→ À chaque métamère correspond un territoire fonctionnel qu'il est possible d'explorer au niveau du corps :

- Territoire cutané = dermatome
- Territoire musculaire = myotome
- Territoire osseux = sclérotome

→ Chaque segment médullaire présente de la :

- Substance grise en forme de papillon dans la partie centrale de la moelle
- Substance blanche située dans la partie périphérique

→ La moelle épinière se termine au niveau de la 2ème vertèbre lombaire chez l'adulte, ce qui explique pourquoi les ponctions lombaires se font en-dessous en limitant le risque de lésion de la moelle épinière

L'encéphale :

→ Composé du :

- Cerveau : constitué par 2 hémisphères cérébraux (droit et gauche) et un hémisphère intermédiaire (diencéphale)
- Tronc cérébral : les pédoncules, le pont et le bulbe
- Cervelet : 2 hémisphères cérébelleux et un vermis

→ La substance grise est située dans la couche corticale, en superficie du cerveau

- l'hypothalamus est le plus important des noyaux gris centraux
- Il appartient au diencéphale et est le centre supérieur du contrôle du système nerveux autonome
- Il joue un rôle neuro-endocrinien et comportemental fondamental

- → La substance blanche est située en profondeur du cerveau et du cervelet

Ventricules du SNC; il en existe 5:

- → Cavités remplies de liquide cérébro-spinal
- → Le liquide cérébro-spinal est sécrété par les plexus choroïdes

Méninges:

- → Dure-mère: la plus externe; accolée à l'os
- → Arachnoïde: intermédiaire
- → Pie-mère: la plus interne, tapisse la substance nerveuse

Système Nerveux Périphérique (SNP): assure l'union entre le SNC et les organes périphériques récepteurs ou effecteurs;

Système nerveux somatique:

- → Nerfs crâniens qui sortent de la base du crâne: peuvent être moteurs sensitifs sensoriels ou mixtes
- → Nerfs spinaux qui sortent de la colonne vertébrale:
  - Au nombre de 31
  - À chaque nerf correspond un territoire radiculaire

Système nerveux végétatif ou autonome

2 RAPPELS PHYSIOLOGIQUES

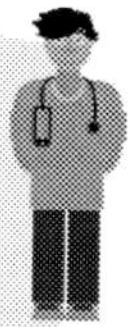

EQUILIBRE ACIDO-BASIQUE

Qu'est ce que le pH?

- → pH signifie ***potentiel Hydrogène***
- → Le potentiel Hydrogène d'une solution représente sa concentration en ions hydrogène H+
- → L'hydrogène est l'ion le plus représenté dans le corps humain
- → Arbitrairement, le pH de l'eau pure a été défini comme «neutre», d'une valeur égale à 7
- → Une solution qui contient plus d'ions H+ que l'eau pure est dite acide: son pH est compris entre 0 et 7
- → Une solution qui contient moins d'ions H+ que l'eau pure est dite basique (ou alcaline): son pH est compris entre 7 et 14

Quel est le pH du sang?

- → Le pH du sang est normalement compris entre 7,38 et 7,42
- → Il est donc légèrement basique
- → Si le pH du sang est inférieur à cette norme, il sera alors plus acide que la normale, on parle alors d'***acidose***
- → Si le pH du sang dépasse cet intervalle, il devient alors plus alcalin que la normale, on parle alors d'***alcalose***
- → Si le pH sort de cet intervalle, les cellules voient leur physiologie modifiée, ce qui induit un « stress » physico-chimique, empêchant leur bon fonctionnement
- → Le maintien de cet équilibre doit donc être assuré en permanence

Quels mécanismes maintiennent le pH entre 7,38 et 7,42?

3 systèmes de régulation existent:

→ Les systèmes tampons:
- D'efficacité rapide
- Ils sont les premiers à entrer en jeu lors d'une dérégulation du pH
- Ils limitent la variation du pH par le jeu du couple acide / base sans forcément corriger le défaut ou l'excès d'ions H+
- Principal couple: le bicarbonate (base) et l'acide carbonique; CO2 + H2O ó H2CO3 ó HCO3- + H+

→ Le système respiratoire:
- Action rapide avec normalisation totale du pH possible
- En cas d'acidose: l'augmentation de la concentration de CO2 stimule les commandes nerveuses de la respiration, induit une augmentation de la fréquence respiratoire (polypnée) et donc une augmentation de l'élimination du CO2 par voie respiratoire
- En cas d'alcalose, c'est le contraire avec cliniquement une bradypnée (baisse de la fréquence respiratoire)

→ Le système rénal:
- Action plus lente car plus complexe
- Permet de corriger un trouble profond du pH après échec des précédents systèmes
- Le rein élimine ou retient des ions H+ et des HCO3- lors de la filtration sanguine

Comment interpréter le pH?

→ Le pH et l'équilibre acido-basique sanguin d'un patient sont évalués par les ***Gaz Du Sang*** (GDS), qui portent bien leur nom...

- → Pour une mesure la plus proche possible de la réalité physiologique, ces GDS sont effectués sur prélèvement artériel
- → En effet, le sang artériel est le meilleur reflet de l'oxygénation du sang, avant distribution aux organes (voir rappel anatomique du système cardio-pulmonaire)
- → Le pH s'analyse donc en fonction d'autres mesures réalisées :
    - La Pression artérielle en Oxygène ***: PaO2***, dont la normale se situe entre 80 et 100 mmHg
    - La Pression artérielle en dioxyde de Carbone : ***PaCO2***, dont la normale se situe entre 35 et 45 mmHg
    - La concentration en ions carbonates ***HCO3-***, dont la normale se situe entre 22 et 26 mmol/L
- → Exemple 1 : un pH normal peut être soit la conséquence d'un équilibre acido-basique normal chez une personne sans dysfonctionnement soit le fait d'une équilibration par la mise en jeu des différents systèmes de correction qui ont permis au pH de rester dans les normes
- → Exemple 2: selon les concentrations des éléments analysés, un pH anormal pourra être décrit comme un trouble (acidose ou alcalose) d'origine respiratoire ou rénale (métabolique)

ALLERGIE

Phase de sensibilisation : asymptomatique

- → L'allergène pénètre dans l'organisme pour la première fois
- → Les cellules immunitaires telles les lymphocytes rencontrent cet allergène et vont fabriquer des immunoglobulines IgE

Phase effectrice:

- → À la 2ème exposition, l'allergène pénètre à nouveau dans l'organisme
- → Il est alors ***reconnu beaucoup plus vite grâce aux IgE***
- → Les cellules immunitaires produisent des médiateurs (histamine surtout) qui vont entraîner tous les signes de l'allergie: oedème, vasodilatation, bronchospasme ...

EQUILIBRE HYDRO-ELECTROLYTIQUE

L'eau (H2O) : elle représente près de ***60% du poids corporel*** chez l'adulte, et encore plus chez l'enfant. Elle est schématiquement répartie dans les différents secteurs du corps humain de la façon suivante:

- → Volume intra-cellulaire: 60%
- → Volume extra-cellulaire: 40% dont;
  - 30% dans le secteur interstitiel
  - 10% dans le secteur plasmatique (les vaisseaux)

Le sodium (Na+) : principal cation (ion positif) du secteur extra-cellulaire ; sa concentration sanguine est comprise entre 135 et 145 mmol/L. Les mouvements d'eau et donc les variations de la concentration en sodium sont régis par les différentes pressions:

- → La pression hydrostatique entraîne un mouvement d'eau du secteur plasmatique vers le secteur interstitiel car la pression dans les vaisseaux est supérieure à celle du milieu interstitiel.
- → La pression oncotique (dûe aux protéines) induit un mouvement d'eau du secteur interstitiel vers le secteur plasmatique car les protéines, plus nombreuses dans les vaisseaux, attirent l'eau.

→ La pression osmotique (liée aux molécules et principalement au sodium car majoritaire dans le milieu extra-cellulaire) entraîne un mouvement d'eau du secteur extra-cellulaire vers le secteur intra-cellulaire (globalement stable entre secteur interstitiel et plasmatique);

- Si la natrémie (concentration de sodium dans le secteur plasmatique) augmente, la pression osmotique augmente ; l'eau sort des cellules vers le milieu extra-cellulaire provoquant une déshydratation intra-cellulaire
- Si la natrémie diminue, la pression osmotique baisse ; l'eau rentre dans les cellules et induit une hyperhydratation intra-cellulaire

L'équilibre hydro-sodé : pour maintenir un équilibre hydro-électrolytique parfait, plusieurs systèmes sont mis en jeu pour faire face aux entrées (apports alimentaires et boissons) ainsi qu'aux sorties (pertes urinaires, digestives et cutanées) d'eau et de molécules osmotiques :

→ L'Hormone Anti-Diurétique (ADH) : sécrétée en cas de déshydratation, elle diminue l'excrétion de l'eau et limite la diurèse en augmentant la réabsorption de l'eau dans le rein

→ L'aldostérone : produite par les glandes surrénales en excès en cas d'hypovolémie; elle permet la réabsorption d'eau et du sodium par les reins ainsi que l'excrétion du potassium

ETATS DE CHOC

Principes généraux : pathologie gravissime associée à une ***mortalité proche de 50%***. Le pronostic dépend directement de la précocité d'une prise en charge adaptée. Cela nécessite de reconnaître l'état de choc et d'en préciser rapidement le mécanisme physiopathologique

Définition : syndrome clinique caractérisé par une insuffisance circulatoire secondaire à un déséquilibre cellulaire entre les besoins et les apports en oxygène. Les cellules souffrent de ce manque de «carburant»

Mécanismes : 4 situations peuvent conduire à un état de choc;

→ Baisse de la contractilité cardiaque ; le cœur ne pompe pas suffisamment. C'est le ***choc cardiogénique***

→ Baisse de la volémie; moins de sang dans les vaisseaux à cause d'une hémorragie par exemple. C'est le ***choc hypovolémique***, hémorragique dans certains cas

→ Baisse des résistances vasculaires ; dilatation des vaisseaux sous l'effet de molécules inflammatoires ; les échanges en oxygène se font donc moins bien. C'est le ***choc septique***

→ Baisse des résistances vasculaires ; dilatation des vaisseaux sous l'effet de molécules allergiques (histamine). C'est le ***choc anaphylactique***

Diagnostic clinique :

Hypotension artérielle: TA systolique < 90 mmHg

Signes d'hypoperfusion tissulaire:

→ ***Marbrures*** (genoux surtout)

→ ***Extrémités froides***

→ Temps de Recoloration Cutanée long (***TRC > 3 sec***)

→ ***Oligurie*** (diurèse < 0,5 mL/kg/h)

→ Agitation, somnolence, désorientation voire coma

Signes généraux:

→ Polypnée (FR > 16 / min)

→ Tachycardie compensatrice

→ Soif, sueurs

Signes d'orientation étiologique :

- → Saignement extériorisé ou interne en cas de choc hémorragique
- → Oedème pulmonaire en cas de choc cardiogénique
- → Fièvre et/ou foyer infectieux en cas de choc septique
- → Éruption cutanée en cas de choc anaphylactique

Mesures thérapeutiques :

Il s'agit d'une urgence vitale qui nécessite 3 réflexes ;

- → Appel du réanimateur
- → Mise en condition du patient : scope continu, pose de 2 Voies Veineuses Périphériques (VVP) de bon calibre, sondage urinaire, oxygénothérapie et intubation si trouble de la conscience
- → Remplissage vasculaire = traitement symptomatique de référence du choc quelqu'en soit l'étiologie. Si l'expansion volémique ne suffit pas, le réanimateur pourra alors utiliser des molécules dites vasopressives comme l'adrénaline

3 GRANDS PRINCIPES DE LA SPECIALITE ET DU SERVICE

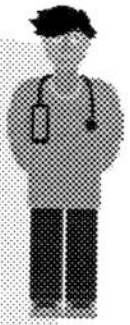

(Compétences 2, 4 et 6)

LA RELATION SOIGNANT - SOIGNE

→ En réanimation, plus que dans toute autre spécialité, la ***communication*** est capitale

→ Le soignant représente le corps médical d'une manière générale : du médecin à l'aide soignant en passant par l'infirmier

→ Le soigné lui, correspond au malade certes, mais pas seulement : en effet, dans un service de réanimation, il est courant que le patient soit inconscient. Et même si cela ne veut pas dire qu'il n'y a pas de communication avec le patient en tant que tel, cela induit une relation avec ***son entourage*** d'autant plus intense

→ Quelques règles simples sont donc à retenir dans une relation aussi singulière que celle entre les soignants et les soignés dans un service de réanimation:

- L'on ne peut pas ne pas communiquer
- Le corps ne ment pas
- Le bien et le mal sont souvent étroitement liés: avec la même finesse, on peut tromper quelqu'un ou au contraire l'éclairer

→ La relation soignant - soigné se doit donc de répondre à quelques principes :

- L'estime de soi : c'est l'engagement contre l'injustice que constituent la maladie, la douleur, la mort prématurée et qui justifie l'obligation de moyens que se donne le médecin
- La sollicitude : c'est la relation inter-personnelle, compréhensive et respectueuse de l'être intime de la personne malade ainsi que de son entourage ; véritable accompagnement

→ Cette relation toute particulière est donc verbale et non-verbale : elle ne peut se circonscrire à un acte ou un geste aussi rationnel et technique que possible, mais également doit signer une présence, une aide, une humanité qui accompagne ***: une éthique***

INFORMATION ET CONSENTEMENT

→ La recherche du ***consentement éclairé*** (fondé sur une démarche d'explication pédagogique) est un acte fondamental dans la pratique médicale et a fortiori dans un milieu où les décisions à prendre sont lourdes de conséquences comme en réanimation

→ Il faut y voir là une triple approche : philosophique, juridique et éthique

→ La question de ***l'information préalable*** est donc impérative et constitue un élément indissociable car préalable au consentement éclairé

→ Le consentement découle directement du principe de ***l'autonomie*** qui, en France est régi par celui de ***l'universalité*** (celles de Lumières); le consentement a alors 2 fonctions :

- Traduire la libre décision de la personne
- Attester que le soignant a bien respecté un processus d'information adapté

- → Le consentement est donc sous-tendu par une information de qualité
- → L'information doit être ***claire loyale et adaptée*** à l'interlocuteur, c'est à dire compréhensible et pédagogique
- → Dans le cas fréquent en réanimation où le patient est hors d'état de s'exprimer :
  - Le médecin a toujours la légitimité de décider en situation de risque vital
  - Dans tous les cas, on peut avoir recours à la ***personne de confiance*** désignée par le patient, s'il en est
- → Le code de déontologie rappelle que l'information du patient peut être modulée dans l'intérêt du malade en fonction du contexte, de sa personnalité et de sa psychologie du moment
- → Cela nécessite une réelle approche d'***éducation*** à la santé du patient et de son entourage pour aboutir à un ***consentement libre conscient et éclairé***

ANNONCE D'UNE MAUVAISE NOUVELLE

Toujours délicate et à ne jamais banaliser, il faut la théoriser pour mieux l'appréhender dans sa pratique et anticiper les diverses réactions des personnes à qui l'on s'adresse, que ce soit le patient lui-même ou ses proches

Les objectifs de l'annonce :

- → Donner l'information
- → Vérifier que le patient ou l'entourage a bien compris
- → Identifier ses principales préoccupations
- → Mettre en évidence les démarches à suivre et les ressources disponibles
- → Donner un espoir réaliste, s'il en est

Annoncer avec la manière :

→ Se préparer personnellement à l'annonce :
  - ***Prévoir largement le temps nécessaire*** (1 heure)
  - Réfléchir à ce que sait déjà le patient ou l'entourage
  - Envisager la présence d'un tiers : la ***personne de confiance***

→ Prévoir les conditions de l'entretien :
  - Intimité, calme, tranquillité
  - Prendre le temps, s'asseoir, avoir un contact visuel
  - Pas de mauvaise nouvelle dans le couloir
  - Rester concentré sur son interlocuteur

→ Parler au patient ou à ses proches et répondre à ses préoccupations :
  - Parler lentement ou au rythme de son interlocuteur
  - Simplifier et éviter le jargon
  - ***Être empathique*** : donner l'information progressivement
  - Partir de ce que le patient sait déjà
  - Clarifier ce qu'il veut savoir
  - Faciliter son expression, reformuler pour une meilleure compréhension
  - ***Donner un espoir réaliste***

→ Informer ses collègues et se soutenir mutuellement
  - Leur faire un compte rendu de l'annonce
  - Évoquer les problèmes ou réactions
  - En parler librement

C'est au médecin qu'incombe la difficile tâche de l'annonce d'une mauvaise nouvelle. Cependant, le ***temps infirmier*** est tout aussi primordial avec une re-formulation des problèmes posés et probablement plus de temps à consacrer au patient et à son entourage

L'annonce d'une mauvaise nouvelle peut se faire en plusieurs parties ; fractionner une annonce peut permettre aux soignés de conscientiser progressivement la mauvaise nouvelle, participant à une meilleure acceptation, un moindre mal...

FIN DE VIE

Soins palliatifs :

Définition :

- → OMS : « Soins actifs, complets, donnés aux malades dont l'affection ne répond pas au traitement curatif. La lutte contre la douleur et les autres symptômes, ainsi que la prise en considération des problèmes psychologiques sociaux et spirituels sont primordiaux. Ils ne hâtent ni ne retardent le décès. Leur but est de préserver la meilleure qualité de vie possible jusqu'à la mort. »
- → Maurice Abiven : « Ce qu'il reste à faire quand il n'y a plus rien à faire. »

Les soins palliatifs (ou soins de confort) entraînant la mort ne sont pas considérés comme contraire à la logique médicale dans la mesure où 4 conditions sont respectées :

- → Les soins doivent avoir ***exclusivement pour but d'atténuer la souffrance***
- → Ils doivent être administrés en réponse à des souffrances ou à des manifestations de souffrance
- → Ils doivent être proportionnels à ces souffrances
- → Ils ne doivent pas consister à infliger délibérément la mort... Mais les limites sont parfois ténues

Acharnement thérapeutique:

- ***Poursuite abusive d'un traitement*** qui devient disproportionné par rapport au bien qu'en retire objectivement le patient
- Le traitement apparaît lourd et insupportable en regard de la situation clinique du patient
- À différencier de l'obstination thérapeutique qui est de l'ordre de toute bonne pratique médicale: ***tout professionnel de santé doit s'obstiner et non s'acharner à sauver un patient***

L'euthanasie:

- Mort donnée par un soignant ou par un proche pour soulager une vie déclarée insupportable par le malade
- Action ou omission d'action dont l'intention première vise la mort d'un malade pour supprimer la douleur (physique rebelle et incurable ou morale inaccessible à tout soin)

Limitation des soins:

- Renoncer à mettre en œuvre des moyens susceptibles de prolonger une vie très compromise
- Généralement sur demande du malade, décider de ne pas entreprendre certains soins de prolongation techniquement possibles
- Une telle décision peut être prise en réanimation en l'absence de conscience du patient et parce que la situation médicale ne laisse aucun espoir de retour à la conscience ou à la guérison

Arrêt des soins:

- Suspension d'un traitement vital en cours (par exemple la respiration artificielle)
- ***En réanimation, la question de la futilité des soins est fréquente*** (30 à 40 % des décès)

- → Un ***devoir de collégialité***: la décision est prise par le médecin en charge du patient, après concertation avec l'équipe de soins et sur l'avis motivé d'au moins un médecin, appelé en qualité de consultant
- → Ces concepts libèrent le corps médical de « l'obligation de moyens»
- → La plupart des pays du monde a légiféré en ce sens pour éviter des acharnements thérapeutiques contraires à la volonté du malade et permettre une décision réfléchie et comprise dans l'intérêt global du patient

Personne de confiance: statut régi par le code de la santé publique:

- → Il prévoit que toute personne peut de son vivant, dès lors qu'elle est majeure, désigner à tout moment une personne de confiance chargée de témoigner de ses sentiments ou de ce qu'elle souhaiterait faire lorsqu'elle ne pourra pas exprimer sa volonté dans un cadre médical
- → Il confie aux hôpitaux et donc aux soignants, le soin de proposer au patient, lors de son admission, la désignation de cette personne de confiance

Directives anticipées:

- → Manifestations de la volonté du patient s'il devient inconscient
- → Elles doivent être manuscrites et sont valables 3 ans
- → Outil encore trop peu connu et peu utilisé en France

La mort : on y est confronté régulièrement dans un service de réanimation, c'est pourquoi il est important de savoir de quoi on parle;

La mort encéphalique est un stade de «coma dépassé» où les lésions de l'encéphale sont irréversibles alors que la persistance du rythme cardiaque et d'une oxygénation sanguine rendent viables les autres organes: le don d'organes est alors possible

Diagnostic de la mort encéphalique:

- → 3 critères cliniques:
  - Absence totale de conscience et d'activité motrice spontanée
  - Absence de tous les réflexes du tronc cérébral
  - Absence de ventilation spontanée
- → 1 critère paraclinique au choix:
  - 2 Électro-Encéphalo-Gramme (EEG) nuls et aréactifs
  - Angiographie cérébrale montrant l'arrêt de la circulation sanguine encéphalique sur tous les axes artériels

Un certificat de décès est alors établi par le médecin, attestant que la mort est «réelle et constante»

DON D'ORGANES

Prélèvement sur donneur décédé :

- → La prise en charge d'un sujet en état de mort encéphalique a pour objectif la conservation des organes pour satisfaire potentiellement plusieurs patients receveurs
- → Il mobilise le personnel médical et para-médical afin d'en gérer les aspects médicaux administratifs ainsi que le dialogue avec la famille du sujet donneur potentiel
- → Il y a donc en réanimation une double perception de la mort et de la vie:
  - À la douleur de la famille du défunt
  - À la population des receveurs en liste d'attente
- → Il y a 11 principes qui encadrent le don d'organes de personnes décédées:
  - Finalité thérapeutique ou scientifique
  - S'assurer du constat de mort selon les critères en vigueur

- ***Consentement présumé*** avec consultation du registre des refus et recueil du témoignage des proches
- Uniquement dans des établissements de santé autorisés
- Anonymat
- Gratuité
- S'assurer de la meilleure restauration du corps possible
- Information des proches sur les prélèvements effectués
- Respect des règles de sécurité sanitaire
- Respect du ***principe d'équité*** concernant la distribution des greffons
- Déclaration préalable à l'agence de la biomédecine

→ La promotion du don est un enjeu majeur pour les professionnels de santé et la collectivité

→ La formation des professionnels de santé et l'éducation du public est donc indispensable

Prélèvement sur donneur vivant:

→ En réanimation, lorsqu'un patient est victime d'une défaillance organique unique et vitale, une greffe de cet organe peut parfois permettre de lui sauver la vie

→ Un membre de la famille peut alors répondre aux exigences du don chez une personne vivante, les principes sont les suivants:

- Uniquement à but thérapeutique pour le receveur
- Définition des donneurs possibles: majeurs et qualité de père mère conjoint frère ou sœur, fils ou fille, grand parent, oncle ou tante, cousin(e) germain(e) mais aussi le conjoint de son père ou de sa mère ou toute personne apportant la preuve d'une vie commune d'au moins 2 ans avec le receveur
- Information complète sur les risques, y compris ceux exceptionnels

- ***Délai de réflexion***
- Avis d'un comité d'experts et complément d'information du sujet par ce comité
- Consentement devant magistrat
- Gratuité

LE SECRET MEDICAL

Les fondements du secret: déontologique puis médico-légal

→ Information ou savoir qui se trouve caché ou inaccessible

→ Il permet l'existence de frontières entre des valeurs et d'éviter des conflits éventuels entre des intérêts divergents

→ Il ***protège les intérêts des patients*** et leur vie privée

→ Il instaure un climat de confiance entre soignant et soigné : le ***pacte de confidentialité***

→ Il constitue pour l'individu un ***principe de liberté***

→ La désignation de la personne de confiance est une extension du secret qui sera conservé dans l'intérêt du patient

Libre accès au dossier médical:

→ Possible pour le patient, ses responsables légaux et la personne de confiance

→ Après demande formulée par écrit auprès du chef de service de l'établissement, un délai de 48 heures doit être respecté pour permettre la réflexion du sujet afin qu'il s'assure qu'il souhaite réellement la communication du dossier

→ La structure dispose alors de 6 jours pour communiquer le dossier, et 2 mois si les données remontent à plus de 5 ans

→ La gratuité de l'accès aux données est un principe, à l'exception des coûts de reproduction et d'envoi

Dérogations au secret :

→ Le secret n'est pas opposable aux responsables légaux d'un mineur

→ Le secret médical s'impose aussi après la mort d'un sujet, sauf aux ayant-droits si une partie des informations leur est nécessaire à :

- ***Faire valoir leurs droits***
- ***La défense de la mémoire du défunt***

→ Le secret n'est pas opposable dans les certificats et déclarations obligatoires : acte de naissance ou de décès, signalement de violence ou de maltraitance, maladies à déclaration obligatoire

Le secret et l'information avec le patient ou son entourage est la pierre angulaire dans un service de réanimation qui mêle technicité et éthique. C'est une spécialité où le contact humain est primordial, la communication essentielle pour une prise de décision collégiale en accord avec la volonté du patient et aussi apaisante que possible pour ses proches

4 LEXIQUE DES TERMES SPECIFIQUES

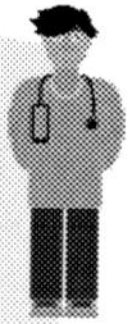

(Compétences 1, 2, 4 et 6)

Anticoagulant : médicament dont l'effet est de fluidifier le sang

Anurie : absence complète d'urine à la miction

Aphasie : trouble du langage

Asthénie : affaiblissement de l'état général, sensation de fatigue

Bradycardie : baisse de la fréquence cardiaque < 50 / min

Bradypnée : baisse de la fréquence respiratoire < 12 / min

Céphalées : maux de tête

Césarienne : opération chirurgicale qui consiste à ouvrir l'abdomen et l'utérus gravide pour extraire le fœtus vivant

Collapsus : aplatissement d'un tissu dû à une hypotension

Conditionnement / Mise en condition : moyens de préparation ou de surveillance d'un malade dans un service de réanimation / soins intensifs

Contracture abdominale : contraction prolongée involontaire douloureuse et irréductible de l'abdomen

Cyanose : aspect bleuté de la peau, surtout vu aux extrémités (ongles, lèvres) dû à un manque d'oxygène

Débit Expiratoire de Pointe (DEP) : Volume maximal d'air expiré en 1 seconde

Décubitus : position allongée à l'horizontal du patient, peut être dorsal (sur le dos) ou latéral (sur le côté à préciser)

Défense : contraction douloureuse et passagère des muscles de la paroi abdominale témoignant d'une irritation péritonéale

Demi-vie : temps nécessaire pour que la moitié de la quantité d'une substance introduite dans l'organisme en soit éliminée

Dialyse : moyen de filtration / d'épuration extra-rénale du sang

Diurèse : volume des urines éliminées dans un temps donné (24h)

Diurétique : traitement augmentant la diurèse

Dysphonie : difficulté à parler, d'origine centrale (dysarthrie) ou périphérique (dyslalie)

Dyspnée : difficulté respiratoire ressentie par le patient

Embolie : occlusion d'un vaisseau par un caillot formé dans un autre endroit de la circulation sanguine et qui a migré (embol)

Epistaxis : saignement du nez

Escarre : plaie secondaire à une pression excessive sur une même portion de peau ; d'abord une rougeur puis une perte de substance souvent lié à une immobilisation prolongée dans la même position

Étiologie : étude des causes des maladies

Expansion volémique = Remplissage vasculaire : apport intra-veineux d'une grande quantité d'une solution aqueuse à débit rapide dans le but de restaurer une hémodynamique stable

Groupage : examen sanguin permettant d'établir la carte d'identité ABO du sang du patient avant une transfusion

Guédel (canule de) : matériel permettant de protéger les voies aériennes supérieures en maintenant la langue en position physiologique

Hématémèse : vomissement de sang

Hématose : oxygénation du sang

Hémianopsie : altération du champ visuel

Hémiplégie : paralysie d'un hémicorps

Hémoptysie : évacuation par la bouche de sang provenant des voies respiratoires

Hémorragie: effusion de sang hors d'un vaisseau sanguin

Hypotension orthostatique : baisse de la tension artérielle lors du passage de la position couchée à la position debout

Hypoxie : déficit d'oxygène d'une cellule, d'un tissu, d'un organe, de l'organisme

Iatrogénie: effet néfaste provoqué par le médecin ou par un procédé thérapeutique

Infarctus: territoire moins bien vascularisé que la normale

Infection nosocomiale : infection contractée au moins 48h après l'admission à l'hôpital et non en incubation à l'arrivée du patient

Ischémie: diminution de l'apport de sang oxygéné vers un organe

Lipothymie: baisse de l'état de conscience progressive avec retour à l'état antérieur rapide

Lyse: destruction / explosion d'une cellule qui libère tout son contenu dans le milieu dans lequel elle se trouve

Méléna: évacuation par l'anus de sang noir mélangé ou non aux selles et ayant souvent l'aspect du goudron

Monitorage = Scope: moyen de surveillance continue des paramètres vitaux d'un patient

Nécrose: mort d'un tissu

Oedème: gonflement d'un organe ou d'un tissu dû à une accumulation de liquides dans le milieu interstitiel.

Oligurie: diminution de la quantité des urines (< 500 mL / 24h)

Orthopnée: dyspnée en position allongée

Paresthésies: anomalies de la sensibilité à type de « fourmis »

Phonophobie: intolérance au bruit

Photophobie: peur de la lumière

Pneumothorax: épanchement d'air ou de gaz dans la cavité pleurale

Polypnée : augmentation de la fréquence respiratoire > 16 / min

Pression Expiratoire de Pointe (PEP): pression artificielle délivrée en fin d'expiration dans les alvéoles pulmonaires afin d'éviter le collapsus

Rectorragie: hémorragie rectale de sang rouge

Stent: ressort installé dans une artère afin de la dilater et de restaurer une vascularisation d'aval correcte

Stomie : déviation chirurgicale d'un conduit naturel (exemple : gastrostomie = court-circuit de l'estomac vers la peau)

Syncope: perte de connaissance brutale souvent d'origine cardiaque

Tachycardie: augmentation de la fréquence cardiaque > 90 / min

Tamponnade : compression aiguë du cœur par un épanchement péricardique

Thrombopénie: baisse des plaquettes < 150 000

Thrombose: caillot formé dans un vaisseau

Tirage: signe de lutte respiratoire marqué par une dépression de la paroi thoracique soit au-dessus du sternum (tirage sus-sternal) soit au-dessus de la clavicule (tirage sus-claviculaire) soit entre les côtes (tirage inter-costal)

Ulcère de stress : érosion de la muqueuse digestive générée par le stress d'une hospitalisation

5 SCORES CLINIQUES

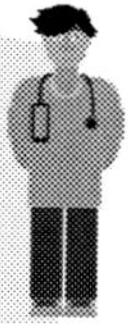

(Compétences 1, 2, 4 et 6)

ÉVALUATION DE LA DOULEUR

La douleur est une sensation désagréable, une expérience sensorielle, subjective et donc variable d'un individu à un autre

S'intéresser et évaluer la douleur, c'est instaurer un climat de confiance avec le patient dans le but d'administrer les thérapeutiques les plus adaptées

La réévaluation constante de cette douleur est tout aussi importante pour le suivi et doit se faire au mieux par la même échelle et par le même professionnel de santé pour une meilleure fiabilité de la mesure

Il existe 3 méthodes principales d'évaluation de la douleur chez l'adulte :

→ Échelle Numérique (EN) :

- On demande simplement au patient de noter sa douleur entre 0 et 10
- Zéro étant l'absence totale de douleur et dix la douleur maximum imaginable
- Les consignes doivent être claires et neutres

- Échelle Visuelle Analogique (EVA):
  - On utilise pour cela une réglette avec 2 faces
  - Celle présentée au patient montre une ligne avec 2 extrémités : « absence de douleur » et « douleur maximum imaginable». Le patient doit alors positionner la réglette selon l'intensité de sa douleur
  - Sur la face du soignant, une échelle est graduée de 0 à 100 pour «coter» la douleur
  - Considérée comme la méthode la plus fiable d'évaluation de la douleur
- Échelle Verbale Simple (EVS):
  - Variante de l'EN
  - 4 possibilités : aucune douleur, douleur faible, modérée ou intense
  - Très simple et rapide mais moins précise

Chez l'enfant, l'auto-évaluation représentée par les 3 échelles sus citées n'est pas possible (à partir de 5 ans, l'EVA est envisageable)

- On utilise donc des échelles d'hétéro-évaluation basées sur des informations à recueillir, des signes d'expression de la douleur comme le froncement des sourcils, les grimaces etc...
- Vous retrouverez ces différentes échelles d'EDIN, EVENDOL, CHEOPS dans les manuels de pédiatrie

SCORE DE GLASGOW

Échelle d'évaluation de l'état de conscience et d'éveil

→ Ouverture des yeux = Y/4:
  - Spontanée: 4
  - Au bruit : 3
  - À la douleur: 2
  - Pas de réponse: 1

→ Réponse verbale = V/5:
  - Orientée: 5
  - Confuse: 4
  - Inappropriée: 3
  - Incompréhensible: 2
  - Pas de réponse: 1

→ Réponse motrice = M/6:
  - Obéit à la demande : 6
  - Orientée à la douleur: 5
  - Évitement non adapté: 4
  - Flexion à la douleur (décortication): 3
  - Extension à la douleur (décérébration): 2
  - Pas de réponse: 1

Score de Glasgow = Y + V + M /15

→ Une conscience normale correspond à un GCS 15

→ GCS 3 est le score le plus bas

→ Un score de Glasgow < 8 est une indication à l'intubation (sauf étiologie de coma rapidement réversible)

SCORE NYHA

Classification de la dyspnée de l'insuffisance cardiaque en 4 stades:

→ NYHA 1:
- Pas de limitation
- Les efforts physiques habituels ne provoquent pas de fatigue, dyspnée ou palpitations inhabituelles

→ NYHA 2:
- Petite limitation des capacités physiques
- Le patient n'a pas de symptômes au repos mais des efforts normaux provoquent fatigue, palpitations ou dyspnée

→ NYHA 3:
- Limitation évidente de la capacité d'effort
- Le patient se sent toujours bien au repos mais un effort minime provoque déjà des symptômes

→ NYHA 4:
- Le patient ne peut plus effectuer aucun effort ans éprouver de symptômes
- Les symptômes sont déjà présents au repos et s'aggravent au moindre effort

CLASSIFICATION DE MALLAMPATI

→ Utilisé essentiellement en anesthésie et parfois en réanimation, ce score permet de prévoir la difficulté d'une intubation oro-trachéale et donc d'envisager une intubation difficile

→ Il est déterminé par l'observation de l'anatomie de la cavité orale de chaque patient

→ Les 4 classes de Mallampati sont :
- Classe 1 : toute la luette et les loges amygdaliennes sont visibles
- Classe 2 : la luette est parfaitement visible
- Classe 3 : le palais membraneux est visible
- Classe 4 : seul le palais osseux est visible

→ Les classes 1 et 2 présagent d'une intubation a priori facile, les classes 3 et 4 d'une intubation difficile

SCORE DE SEDATION

Évaluation de la sédation et de la respiration chez des patients sous morphine à partir de 2 échelles :

→ Échelle de sédation :
- 0 : pas de sédation, patient bien éveillé
- 1 : patient somnolent mais stimulable verbalement
- 2 : patient somnolent mais stimulable tactilement
- 3 : patient non réveillable, comateux

→ Échelle respiratoire :
- 0 : respiration régulière et FR > 10 / minute
- 1 : ronflement et FR > 10
- 2 : respiration irrégulière, obstruction, tirage
- 3 : pauses, apnées

La dépression respiratoire se définit par:

- → FR < 10 / minute OU
- → Score de sédation > 2

Les doses de morphiniques doivent être adaptées en fonction de ce score et de l'efficacité antalgique du produit

L'utilisation de l'antidote de la morphine (naloxone) est indiquée en cas de bradypnée < 6 / minute

CLASSIFICATION ASA

ASA pour American Society of Anesthesiologists

Principalement utilisée en anesthésie pour évaluer le risque opératoire et obtenir un paramètre prédictif de mortalité et morbidité péri-opératoire selon l'état de santé du patient

Les patients sont classés dans une des 6 catégories suivantes:

- → ASA 1: patient sain, en bonne santé, c'est à dire sans atteinte organique physiologique biochimique ou psychique
- → ASA 2:
  - Maladie systémique légère, atteinte modérée d'une grande fonction
  - Exemples: légère HTA, anémie, bronchite chronique légère
- → ASA 3:
  - Maladie systémique sévère ou invalidante, atteinte sévère d'une grande fonction qui n'entraîne pas d'incapacité
  - Exemples: angine de poitrine modérée, diabète, HTA grave

- → ASA 4 :
  - Patient présentant une atteinte sévère d'une grande fonction, invalidante, mettant en jeu le pronostic vital
  - Exemples : angine de poitrine de repos, insuffisance rénale hépatique cardiaque ou hépatique prononcée
- → ASA 5 : patient moribond dont la surie est improbable sans l'intervention
- → ASA 6 : patient en état de mort cérébrale, candidat potentiel au don d'organes

Si le score est supérieur ou égal à 3, il est considéré comme facteur de risque

6 ABREVIATIONS UTILISEES AU QUOTIDIEN

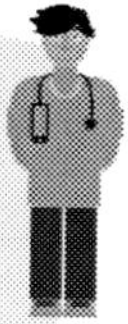

(Compétences 1, 2, 4 et 6)

AAG	Asthme Aigu Grave
ACFA	Arythmie Cardiaque par Fibrillation Auriculaire
ADH	Anti-Diuretic Hormon
AG	Anesthésie Générale
AINS	Anti-Inflammatoire Non Stéroïdien
AIT	Accident Ischémique Transitoire
AL	Anesthésie Locale
ALAT	ALanine Amino-Transférase
ALR	Anesthésie Loco-Régionale
ASA	American Society of Anesthesiologists
ASAT	ASpartate Amino-Transférase
AVC	Accident Vasculaire Cérébral
AVK	Anti-Vitamine K
BAV	Bloc Auriculo-Ventriculaire
BAVU	Ballon Auto-remplisseur à Valve Unidirectionnelle
BBD	Bloc de Branche Droit
BBG	Bloc de Branche Gauche
BPCO	Broncho-Pneumopathie Chronique Obstructive

BU	Bandelette Urinaire
CGR	Concentrés de Globules Rouges
CIVD	Coagulation Intra-Vasculaire Disséminée
CRP	C-Réactive Protein
DAI	Défibrillateur Automatique Implantable
DEP	Débit Expiratoire de Pointe
DSA	Défibrillateur Semi-Automatique
ECBC	Examen Cyto-Bactériologique des Crachats
ECBU	Examen Cyto-Bactériologique des Urines
ECG	Électro-Cardio-Gramme
EEG	Électro-Encéphalo-Gramme
EFR	Épreuves Fonctionnelles Respiratoires
EFS	Établissement Français du Sang
EN	Échelle Numérique
EP	Embolie Pulmonaire
EPP	Électrophorèse des Protéïnes Plasmatiques
ETT	Échographie Trans-Thoracique
EVA	Échelle Visuelle Analogique
EVS	Échelle Visuelle Simple
FA	Fibrillation Auriculaire
FC	Fréquence Cardiaque
FDR CV	Facteurs De Risque Cardio-Vasculaire
FEVG	Fraction d'Éjection du Ventricule Gauche

FiO2	Fraction inspirée d'Oxygène
FR	Fréquence Respiratoire
GB	Globules Blancs
GCS	Glasgow Coma Scale
Hb	Hémoglobine
HBP	Hypertrophie Bénigne de la Prostate
HBPM	Héparine de Bas Poids Moléculaire
HNF	Héparine Non Fractionnée
HTA	HyperTension Artérielle
HVG	Hypertrophie Ventriculaire Gauche
IADE	Infimier Anesthésiste Diplômé d'État
IDE	Infirmièr Diplomé d'État
IdM	Infarctus du Myocarde
IEC	Inhibiteurs de l'Enzyme de Conversion
IM	Intra-Musculaire
INR	International Normalized Ratio
IRM	Imagerie par Résonance Magnétique
IV	Intra-Veineux
IVD	Intra-Veineux Direct
IVL	Intra-Veineux Lent
IVSE	Intra-Veineux à la Seringue Électrique
LI	Libération Immédiate
LP	Libération Prolongée

MEOPA	Mélange Équimolaire d'Oxygène et de Protoxyde d'Azote
MHC	Masque Haute Concentration
NFS	Numération Formule Sanguine
NYHA	New-York Heart Association
OAP	Oedème Aigu Pulmonaire
OLD	Oxygénothérapie de Longue Durée
O2	Oxygène
PaCO2	Pression artérielle en CO2
PAL	Phosphatase ALcaline
PaO2	Pression artérielle en O2
PC	Perte de Connaissance
PCT	ProCalciTonine
PEP	Pression Expiratoire de Pointe
PFC	Plasma Frais Congelé
pH	potentiel Hydrogène
PL	Ponction Lombaire
PLS	Position Latérale de Sécurité
PNO	PNeumothOrax
PO	Per Os
PSA	Prostate Antigen Specific
PSL	Produits Sanguins Labiles
PTH	ParaTHormone

RAI	Recherche d'Agglutinines Irrégulières
RCP	Réanimation Cardio-Pulmonaire
Rh	Rhésus
ROT	Réflexes Ostéo-Tendineux
RTUP	Résection Trans-Uréthrale de Prostate
RTUV	Résection Trans-Uréthrale de Vessie
SAMU	Service d'Aide Médicale Urgente
SC	Sous-Cutané
SCA	Syndrome Coronarien Aigu
SMUR	Service Mobile d'Urgence et de Réanimation
SNC	Système Nerveux Central
SNG	Sonde Naso-Gastrique
SNP	Système Nerveux Périphérique
SpO2	Saturation pulsée en Oxygène
SSPI	Salle de Surveillance Post-Interventionnelle
TA	Tension Artérielle
TC	Traumatisme Crânien
TCA	Temps de Céphaline Activée
TDM	TomoDensitoMétrie
TIH	Thrombopénie Induite par l'Héparine
TP	Taux de Prothrombine
TRC	Temps de Recoloration Cutanée
TVP	Thrombose Veineuse Profonde

UI	Unités Internationales
UNV	Unité Neuro-Vasculaire
VAS	Voies Aériennes Supérieures
VGM	Volume Globulaire Moyen
VNI	Ventilation Non Invasive
VS	Vitesse de Sédimentation
VVP	Voie Veineuse Périphérique

7 ARRET CARDIO-RESPIRATOIRE

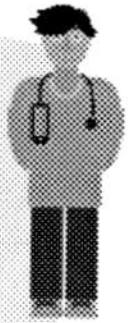

(Compétences 1, 2, 3, 4, 5 et 6)

SOS URGENCE PRATIQUE (COMP 1 ET COMP 2)

Suspecter (Comp 1) : patient inconscient, «***sans vie***»

Agir (Comp 2) : ***débuter le massage cardiaque*** au plus vite et demander de l'aide : le pronostic vital et fonctionnel dépend de la rapidité de la prise en charge et du délai nécessaire au rétablissement d'une circulation spontanée efficace

COMPRENDRE

Définition: ***arrêt de la respiration et de la pompe cardiaque*** avec pour conséquence l'arrêt de la circulation sanguine et donc de l'apport en oxygène aux organes

Causes:

→ Infarctus du myocarde (obstruction des coronaires)

→ Obstacle mécanique empêchant la pompe cardiaque de fonctionner :

- Embolie pulmonaire
- Tamponnade
- Pneumothorax

→ Trouble métabolique

→ Malformation cardiaque chez l'adulte jeune

CLINIQUE (COMP 1,COMP 4)

Interrogatoire (Comp 1) : interroger les témoins présents sur l'épisode, les proches sur les antécédents du patient

Signes cliniques (Comp 1):

- → Patient inconscient, pas de contact verbal ni de réponse motrice
- → Aucun mouvement des 4 membres ni des muscles respiratoires (pas de soulèvement de la cage thoracique)
- → Pas de pouls (à rechercher 10 secondes maximum en carotidien pour ne pas perdre de temps synonyme de chance de survie pour le patient)

TRAITEMENT (COMP 2 ETCOMP 4)

Modalités thérapeutiques (Comp 2):

Avant l'arrivée de l'unité médicalisée; ***Réanimation Cardio-Pulmonaire de base*** (RCP) ***:***

- → Appliquer le triptyque du ***PAS***:
  - P = ***Protéger*** : protéger la victime ainsi que le secouriste, déplacer la victime dans un lieu sécurisé ou signaler l'accident afin d'éviter le sur-accident.
  - A = ***Alerter***: demander de l'aide aux passants, faire appeler le SAMU (15), demander à ce que l'on apporte le Défibrillateur Semi-Automatique (DSA) et noter l'heure du début de l'arrêt cardio-respiratoire.
  - S = ***Secourir***: prodiguer les premiers soins d'urgence résumés par la règle du ABCD détaillée ci-dessous.

→ Appliquer la règle du ***ABCD***:

- A = ***Airways*** (libération des voies aériennes) : Desserrer un col de chemise ou déchirer un vêtement trop serré, ouvrir la bouche du patient pour vérifier l'absence de corps étranger, mettre la tête en hyper-extension par élévation du menton et bascule de la tête vers l'arrière (sauf traumatisé cervical car risque d'aggravation de lésion neurologique), pose d'une canule de Guedel.
- B = ***Breathing*** (respiration) : assurer un débit ventilatoire aussi proche de la physiologie que possible (1 cycle = inspiration + expiration toutes les 4 secondes environ pour une fréquence respiratoire de 15 cycles par minute), en utilisant les moyens disponibles (ballon à oxygène = BAVU au mieux, bouche à bouche sinon)
- C = ***Circulation*** : Massage Cardiaque Externe (RCP de base) ; cycle de 30 compressions thoraciques pour 2 insufflations (détail dans « Le geste pratique »)
- D = ***Défibrillateur Semi-Automatique*** (DSA) : à mettre en place le plus précocement possible. L'analyse du rythme cardiaque du patient est automatique, la délivrance d'un choc électrique aussi après avoir suivi les instructions vocales, si le rythme est dit « chocable », c'est à dire potentiellement sensible à la décharge électrique. Répéter le choc après deux cycles de RCP en l'absence de récupération de l'activité cardiaque.

À l'arrivée de l'unité médicalisée; RCP médicamenteuse:

→ Installer une oxygénothérapie efficace et assurer la ventilation par une intubation oro-trachéale.

→ Poser 1 voir 2 Voies Veineuses Périphériques (VVP) de gros calibre si possible permettant l'administration de thérapeutiques médicamenteuses par voie intra-veineuse (à défaut, la voie intra-osseuse ou intra-trachéale pourra être utilisée); les 3A:

- Adrénaline : probablement LA drogue de l'arrêt cardiaque ; 1 mg en IVD après le troisième choc électrique à renouveler toutes les 4 minutes en l'absence de récupération d'une activité cardiaque.
- Amiodarone: recommandée en cas de fibrillation persistante: 300 mg IVD
- Atropine: utilisée en cas d'asystolie; 3 mg IVD

→ Traiter une cause curable d'arrêt cardio-respiratoire:

- Hypoxie, hypovolémie
- Trouble métabolique
- Pneumothorax compressif
- Tamponnade
- Embolie Pulmonaire
- Infarctus du Myocarde (IdM)
- Intoxications

Surveillance (Comp 4) :

Scope cardio-tensionnel continu: ECG, TA, FC, FR, SpO2

Abord vasculaire dont la perméabilité est à vérifier:

→ Intra-veineux

→ Intra-osseux

→ Intra-trachéal

Ventilation optimale :

- → Manuelle au ballon à oxygène
- → Mécanique après intubation oro-trachéale :
  - Ventilation Assistée Contrôlée (VAC)
  - FiO2 = 100% (Fraction inspirée d'oxygène = 100% de l'air insufflé)

PIEGES ET ASTUCES

Piège : chez l'adulte, l'origine de l'arrêt est souvent cardiaque (patient relativement âgé avec des antécédents cardio-vasculaires) alors que chez l'enfant, c'est souvent la maturation pulmonaire qui fait défaut (le cœur est tout neuf et les poumons n'ont pas encore eu le temps de s'épandre parfaitement) : nul besoin de perdre 10 secondes à chercher le pouls carotidien d'un enfant en arrêt cardio-respiratoire, les causes asphyxiques étant les plus courantes.

Astuce : pour évaluer rapidement l'état de conscience du patient, 3 choses simples à demander : (1) est-ce que vous m'entendez ? (2) ouvrez les yeux et (3) serrez-moi la main. L'absence de réponse confirme le diagnostic et l'initiation de la prise en charge doit être un réflexe.

LE GESTE PRATIQUE (COMP 2) : LA REANIMATION CARDIO-PULMONAIRE DE BASE

Matériel : la volonté d'une équipe motivée à sauver une vie !

Méthode :

- → Mettre rapidement le patient ***à plat sur un plan dur*** et dans un lieu le laissant respirer, sans danger à proximité
- → Le secouriste se place latéralement au patient, genoux fléchis au sol, le buste au-dessus du patient, les bras tendus, les mains posées l'une sur l'autre sur la moitié inférieure du sternum

- Effectuer ***30 compressions thoraciques*** en comptant à voix haute, au rythme de ***100 / minute*** (1,5 par seconde environ), en enfonçant le sternum d'environ 4 centimètres. Le temps de décompression doit être égal au temps de compression
- Alterner avec ***2 insufflations*** de 1 seconde chacune, au ballon ou par bouche à bouche ; dans les 2 cas, bien s'assurer que le nez soit bouché et que la tête soit en hyper-extension afin d'optimiser la ventilation
- En parallèle, une autre personne peut mettre en place le DSA et se laisser guider
- Il n'est pas rare de transpirer lors d'une intervention comme celle-ci, une bonne condition physique et la possibilité d'alternance entre les membres de l'équipe s'avèrent utiles

ZOOM 1 : HYPOTHERMIE THERAPEUTIQUE

- L'absence de vascularisation cérébrale au moment de l'arrêt cardiaque provoque une souffrance des neurones pouvant aller jusqu'au coma
- Pour limiter le risque de dégradation des fonctions neurologiques, il est recommandé d'instaurer une hypothermie modérée par refroidissement externe maintenant artificiellement le malade entre ***32 et 34°*** pendant 48 heures environ
- Le pronostic vital et neurologique en est amélioré
- Le ***réchauffement doit être progressif*** et effectué en réanimation du fait du risque de l'apparition de troubles du rythme cardiaque

ZOOM 2 : DEFIBRILLATEUR SEMI AUTOMATIQUE (DSA)

→ Il s'agit d'un appareil disponible dans de nombreux lieux publics et qui tend à se multiplier principalement dans les lieux à risques (stades, gares etc...)

→ Après allumage de la machine, l'analyse du rythme cardiaque ainsi que l'indication de choc est automatique.

→ 2 palettes sont à poser sur le thorax dévêtu du patient (ne pas hésiter à couper ou déchirer les vêtements) :

- Électrode gauche sur la ligne axillaire gauche, environ 10 cms sous l'aisselle gauche
- Électrode droite sur le bord supérieur droit du sternum, sous la clavicule droite

→ Délivrer le choc en appuyant sur le bouton (c'est en cela que le défibrillateur est semi-automatique), après s'être assuré qu'aucun autre secouriste ne touche le patient et après avoir donné l'ordre de s'écarter.

→ Reprendre le cycle de RCP tout en cherchant des signes de reprise d'activité cardiaque

- Si reprise de conscience : rassurer le patient, ne lui faire faire aucun effort, attendre patiemment l'unité médicalisée
- Si reprise d'activité cardiaque mais patient toujours inconscient : placer le patient en Position Latérale de Sécurité (PLS)
- En l'absence de reprise d'activité cardiaque : continuer la RCP et refaire une analyse après 2 cycles

SYNTHESE : PRISE EN CHARGE INFIRMIERE

Diagnostic infirmier (Comp 1):

Mort apparente

Patient sans vie, inconscient, sans contact verbal ni réponse motrice, sans mouvement des 4 membres ni des muscles respiratoires, sans pouls

Conduite pratique infirmière (Comp 2):

RCP de base

- ***Protéger Alerter et Secourir***
- ***Règle du ABCD***

RCP médicamenteuse

Traiter une cause rapidement réversible

Surveillance

Accompagner une personne dans la réalisation de ses soins quotidiens (Comp 3): rééducation des séquelles

Surveillance (Comp 4):

Constantes

Conscience

Voie veineuse

Ventilation optimale

Mesures éducatives et préventives (Comp 5):

Suivi médical régulier

Prévention des facteurs de risque cardio-vasculaire

Hygiène de vie

Informer le patient (Comp 6):

Sur l'épisode

Sur les conséquences de l'événement

8 COMA

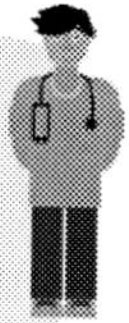

(Compétences 1, 2, 3, 4, 5 et 6)

SOS URGENCE PRATIQUE (COMP 1 ET COMP 2)

<u>Suspecter (Comp 1)</u> : diminution de la vigilance et de l'état de conscience du patient

<u>Agir (Comp 2)</u> :

→ La ***protection des Voies Aériennes Supérieures*** (VAS) est le 1er acte thérapeutique qui doit suivre le diagnostic

→ Traiter une cause réversible rapidement identifiable (l'hypoglycémie)

COMPRENDRE

<u>Définition</u> : ***baisse de la vigilance*** (état d'éveil) et de la ***conscience*** (réactivité du patient aux stimuli extérieurs), du grec « kôma » = sommeil profond

<u>Causes</u>:

Traumatique :

→ Hématome Sous Dural (HSD)

→ Hématome Extra Dural (HED)

→ Hématome Intra Cérébral (HIC)

Non traumatique :

→ Accident Vasculaire Cérébral (AVC) ischémique ou hémorragique

→ Infection cérébro-méningée
→ Épilepsie
→ Trouble métabolique
→ Intoxications

CLINIQUE (COMP 1, COMP 4)

Interrogatoire (Comp 1): le patient comateux ne sera pas en mesure de vous apporter une quelconque information. ***L'entourage*** peut être une aide précieuse pour évaluer les antécédents du patient, les traitements reçus, un éventuel facteur déclenchant et le mode d'installation (brutal ou progressif) du coma

Signes cliniques (Comp 1):

Coma = Score de Glasgow < 8 (diagnostic positif clinique)

Examen neurologique:

→ Asymétrie des pupilles
→ Asymétrie des Réflexes Ostéo-Tendineux (ROT)
→ Anomalies sensitivo-motrices

Rechercher les signes de gravité:

→ Hémodynamiques: ***signes de choc***
- Hypotension artérielle
- Tachycardie
- Oligurie

→ Respiratoires: ***signes de lutte***
- Balancement thoraco-abdominal
- Battement des ailes du nez
- Tirage sus sternal
- Désaturation

Complications (Comp 4) :

- → Pneumopathie d'inhalation : passage du contenu gastrique dans les voies aériennes par diminution du réflexe de toux ; à suspecter par la fièvre et à rechercher par l'auscultation pulmonaire
- → Escarre : lésion cutanée due à l'immobilisation prolongée, aux points de compression (sacrum, talon)

PARACLINIQUE (COMP 4)

Biologie :

- → NFS, ionogramme, dosage des toxiques
- → Gaz Du Sang (GDS)
- → Ponction Lombaire (PL)

Morphologie :

- → ECG
- → ÉlectroEncéphaloGramme (EEG)
- → Imagerie cérébrale : scanner ou IRM au mieux
- → Radiographie Pulmonaire (RP)

TRAITEMENT (COMP 2 ET COMP 4)

Modalités thérapeutiques (Comp 2) :

Appel des secours (médecin, SAMU)

Libération et protection des Voies Aériennes Supérieures (VAS)

- → Déserrer col et ceinture de pantalon
- → Retirer tout corps étranger de la bouche
- → Mise en Position Latérale de Sécurité (PLS)
- → Intubation orotrachéale si nécessaire

Éliminer une hypoglycémie (cause identifiable et curable rapidement): ***glycémie capillaire systématique en urgence***

Hospitalisation du patient en réanimation:

→ Mise en condition:
- Intubation, oxygénothérapie et soins de sonde
- Sonde Naso-Gastrique (SNG)
- Pose de Voie Veineuse Centrale (VVC)
- Sondage Urinaire (SU)
- Scope continu: TA, FC, SpO2, ECG

→ Prévention des complications de la réanimation:
- Ulcère de stress: oméprazole IV
- Infection nosocomiale: hygiène stricte
- Carences : supplémentation vitaminique, alimentation (par) entérale

→ Prévention des complications de l'immobilisation:
- Escarres: matelas adapté, changements de position réguliers
- Phlébite et Embolie Pulmonaire : bas de contention, héparinothérapie préventive

Mettre en place une thérapeutique adaptée à l'étiologie:

→ Hypoglycémie: G30 % IV

→ Infection: antibiothérapie

→ AVC: anti-agrégant plaquettaire +/- thrombolyse

→ Épilepsie: anti-épileptique

→ Traumatique: drainage chirurgical évacuateur

Surveillance (Comp 4) :

État de conscience : score de Glasgow

Constantes hémodynamiques : TA, FC, FR, SpO2, T°

Points de compression cutanés

PIEGES ET ASTUCES

Piège : l'hypoglycémie doit être le 1er réflexe devant un trouble de la conscience. Ne pas y penser est une perte de chance considérable pour le patient alors que le traitement est efficace, rapide et peu onéreux !

Astuce : ***un patient comateux s'évalue, se réévalue et se re-réévalue***. Ne pas hésiter à « photographier » l'état du patient et à évaluer fréquemment son état de conscience pour établir la profondeur du coma et se faire une idée de l'évolution du patient, d'où l'intérêt du score de Glasgow

LE GESTE PRATIQUE (COMP 2) : LA PONCTION LOMBAIRE (PL)

Matériel :

Pour l'asepsie stricte et la protection :

- → Compresses et eau stériles
- → Désinfectant
- → Gants stériles, blouse, masque, charlotte pour le médecin
- → Gants, blouse, masque pour l'infirmière
- → Pansement
- → Container à déchets coupants, poubelle jaune et noire

Pour le prélèvement et les analyses :

- → Aiguille à PL
- → Pour l'anesthésie locale : xylocaïne, seringue de 10 mL et aiguille sous cutanée
- → Tubes secs (en général 4) avec les bons de biochimie, bactériologie, cytologie et un tube de réserve à conserver au frigo)

Méthode : rassurer le patient non comateux

- → Installer le patient en position assise si possible
- → Lui faire faire le dos rond autour d'un oreiller (avec l'aide d'un soignant)
- → Se laver les mains et respecter une hygiène stricte
- → Repérer le lieu de prélèvement : L3-L4 ou L4-L5
- → Désinfection en 4 temps :
  - Lavage au savon moussant
  - Rinçage à l'eau stérile
  - Séchage
  - Désinfection avec antiseptique cutané
- → Servir le matériel stérile sur le champ de table
- → Présenter les tubes de prélèvement au médecin
- → Réaliser un pansement au point de ponction
- → Réinstaller le patient en décubitus dorsal ; mesures de prévention du syndrome post-PL chez le non comateux :
  - Maintenir la position allongée au moins 30 minutes après le geste
  - Bien hydrater le patient

ZOOM : SCORE DE GLASGOW OU

Glasgow Coma Scale (GCS)

Échelle d'évaluation de l'état de conscience et d'éveil

→ Ouverture des yeux = Y/4 :
- Spontanée : 4
- Au bruit : 3
- À la douleur : 2
- Pas de réponse : 1

→ Réponse verbale = V/5 :
- Orientée : 5
- Confuse : 4
- Inappropriée : 3
- Incompréhensible : 2
- Pas de réponse : 1

→ Réponse motrice = M/6 :
- Obéit à la demande : 6
- Orientée à la douleur : 5
- Évitement non adapté : 4
- Flexion à la douleur (décortication) : 3
- Extension à la douleur (décérébration) : 2
- Pas de réponse : 1

Score de Glasgow = Y + V + M /15

→ Une conscience normale correspond à un GCS 15

→ GCS 3 est le score le plus bas

→ ***Un score de Glasgow < 8 est une indication à l'intubation*** (sauf étiologie de coma rapidement réversible)

SYNTHESE : PRISE EN CHARGE INFIRMIERE

Diagnostic infirmier (Comp 1): du grec « kôma » = sommeil profond

Diminution de la vigilance et de l'état de conscience du patient avec un score de Glasgow < 8

Conduite pratique infirmière (Comp 2):

- → ***Mise en condition***
- → ***Protection des voies aériennes supérieures***
- → ***Informer et rassurer l'entourage***
- → ***Diagnostiquer et traiter une cause rapidement réversible comme l'hypoglycémie: glycémie capillaire systématique***
- → ***Sondage gastrique et urinaire***

Accompagner une personne dans la réalisation de ses soins quotidiens (Comp 3):

Rééducation des séquelles

Incapacité totale d'accomplir ses soins personnels

Surveillance (Comp 4):

Score de Glasgow

Constantes

Complications de décubitus

Mesures éducatives et préventives (Comp 5):

Éviction des facteurs déclenchants potentiels

Suivi médical régulier

Hygiène de vie

Informer le patient (Comp 6): s'il sort du coma...

Sur l'épisode

Sur la conduite à tenir

9 CHOC HEMORRAGIQUE

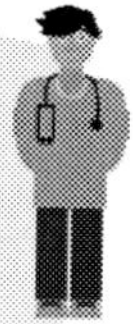

(Compétences 1, 2, 3, 4, 5 et 6)

SOS URGENCE PRATIQUE (COMP 1 ET COMP 2)

Suspecter (Comp 1) : état de choc chez un patient avec un saignement extériorisé ou sous anticoagulant

Agir (Comp 2) : remplissage vasculaire et faire cesser l'hémorragie

COMPRENDRE

Définition : ***état de choc dû à une hémorragie*** (perte de sang) massive entraînant une diminution de la quantité de sang dans les vaisseaux et donc une diminution de l'oxygène disponible pour les organes

Causes :

Traumatique :

- → Accidents de la Voie Publique (AVP)
- → Blessures profondes
- → Fractures (du fémur)

Non traumatique :

- → Perforation digestive
- → Rupture d'un vaisseau (aorte par exemple)

Iatrogène :

- → Acte chirurgical
- → Césarienne
- → Surdosage en anticoagulants

CLINIQUE (COMP 1, COMP 4)

Interrogatoire (Comp 1) :

Antécédents de maladies digestives

Allergies

Traitements : AVK, héparine, aspirine

Signes cliniques (Comp 1) :

Saignement extériorisé :

- → Sang dans les selles :
  - ***Rectorragie*** = sang frais, rouge
  - ***Méléna*** = vieux sang noir
- → Vomissement de sang = ***hématémèse***
- → Expectoration de sang = ***hémoptysie***
- → Sang provenant du nez = ***epistaxis***
- → Sang coulant des oreilles = ***otorragie***
- → Sang à la miction = ***hématurie***

Signes d'anémie :

- → ***Asthénie*** (fatigue)
- → Tachycardie
- → Pâleur cutanéo-muqueuse

Signes de choc : voir rappels physiologiques (états de choc)

Facteurs aggravants (Comp 4) :

Importance du saignement

Fragilité du patient : terrain

PARACLINIQUE (COMP 4)

Biologie: en urgence

→ Hémocue : mesure instantanée de l'hémoglobine sur une goutte de sang prélevée au doigt

→ Confirmation du choc hémorragique: NFS - plaquettes

→ Bilan pré-transfusionnel: groupage ABO, rhésus, RAI

→ Bilan de coagulation: TP, TCA, fibrinogène

→ Bilan des complications:

- Bilan hépatique
- Bilan rénal
- Gaz du Sang, lactates

Morphologie: bilan étiologique (si saignement non évident):

→ Radiographie de thorax ou scanner thoracique

→ Exploration digestive par fibroscopie ou coloscopie

TRAITEMENT (COMP 2 ET COMP 4)

Modalités thérapeutiques (Comp 2):

Transfert du patient en soins intensifs / réanimation

Arrêt du saignement si possible: compression en amont, suture

Arrêt de tout traitement favorisant: AVK, héparine, aspirine

Mise en condition:

→ Patient allongé, repos au lit strict

→ Scope cardio-tensionnel continu

→ Estimation du volume des pertes sanguines

→ Libération des VAS, oxygénothérapie au masque

→ Pose de 2 VVP de bon calibre

- → Sondage urinaire
- → Prévention de l'ulcère de stress : oméprazole IV
- → Dépression : soutien psychologique
- → Prévention des complications de décubitus : prévention des escarres et bas de contention

Traitement du choc :

- → Remplissage vasculaire par cristalloïdes ou colloïdes
- → Transfusion sanguine :
  - Transfusion de sang O- sans attendre les résultats du bilan pré-transfusionnel en cas d'urgence vitale
  - Toujours réaliser un test ultime au lit du malade
- → Si remplissage insuffisant, utilisation d'amines

Traitement de la cause :

- → Radio-embolisation
- → Chirurgie de ligature artérielle

Surveillance (Comp 4) :

Clinique :

- → Conscience et score de Glasgow
- → Scope cardio-tensionnel, signes de choc
- → Disparition des signes d'hémorragie
- → Tolérance de la transfusion

Paraclinique :

- → NFS
- → Bilan de coagulation
- → Lactates

INFORMER ET EXPLIQUER AU PATIENT (COMP 6)

« Vous avez perdu beaucoup de sang et nous avons dû réaliser une transfusion de sang. »

« Ce sang a été contrôlé et les risques de transmission de maladies sont minimes. »

« Nous allons aussi traiter la cause de cette hémorragie. »

N PIEGES ET ASTUCES

Pièges:

Chez un ***patient sous anticoagulant*** qui ne va pas bien, toujours suspecter une hémorragie

Les signes cliniques de l'état de choc peuvent parfois manquer à la phase précoce de l'hémorragie. Ne jamais sous-estimer une perte de sang.

Astuce: attention à l'analyse de l'hémocue si elle est effectuée après le début du remplissage vasculaire à débit libre et avant la transfusion: le taux d'hémoglobine peut paraître plus bas qu'au début de la prise en charge. En effet, l'expansion volémique induit une ***dilution*** des molécules du sang dont l'hémoglobine fait partie. Ne pas s'alarmer d'un chiffre en baisse ; s'assurer cependant qu'il remonte après la transfusion!

ZOOM 1 : LES HEMORRAGIES DIGESTIVES

On distingue:

→ Hémorragies hautes:
  - Localisation: œsophage, estomac
  - Clinique: hématémèse
  - Étiologies : rupture de varices oesophagiennes chez l'alcoolique, ulcère hémorragique

- Traitement : geste hémostatique par fibroscopie oeso-gastro-duodénale dès que l'état hémodynamique du patient est stable

→ Hémorragies basses :
- Localisation : duodénum, intestin grêle, colon, rectum
- Clinique : rectorragie ou méléna
- Étiologies : cancers digestifs, diverticulose, hémorroïde
- Traitement : geste hémostatique par coloscopie ou chirurgie

ZOOM 2 : LE CHOC HYPOVOLEMIQUE

→ Mécanisme identique au choc hémorragique : diminution du volume du sang circulant dans les vaisseaux

→ Cause différente : déshydratation sévère, oedèmes importants, brûlures graves

→ Traitement : remplissage vasculaire et traitement de la cause

SYNTHESE : PRISE EN CHARGE INFIRMIERE

Diagnostic infirmier (Comp 1) :

Hémorragie extériorisée ou patient sous anticoagulant présentant des signes de choc (marbrures, hypotension, bradypnée, oligurie)

Déficit de volume liquidien

Conduite pratique infirmière (Comp 2):

→ *Mise en condition*

→ *Prise en charge précoce et en équipe*

→ *Rassurer le patient*

→ *Interrogatoire réduit au minimum si atteinte majeure des fonctions vitales*

→ *Arrêt du saignement*

→ *Remplissage vasculaire*

→ *Préparation des amines vasopressives*

→ *Anticipation de la transfusion sanguine et prévention des risques*

→ *Surveillance*

Accompagner une personne dans la réalisation de ses soins quotidiens (Comp 3):

Désinfection

Changement des pansements

Prise des médicaments anticoagulants

Surveillance (Comp 4):

Signes hémorragiques

Constantes

Score de Glasgow

Tolérance de la transfusion

Hémoglobine et bilan de coagulation

Mesures éducatives et préventives (Comp 5):

Observance

Informations précises sur le traitement AVK

Participation active du patient aux risques de ce traitement

Informer le patient (Comp 6) :

Sur la quantité de sang perdue

Sur l'origine du trouble et les moyens de prévention des récidives

Sur les traitements et examens complémentaires nécessaires pour obtenir le consentement et l'adhésion du patient à la démarche de soin

10 CHOC SEPTIQUE

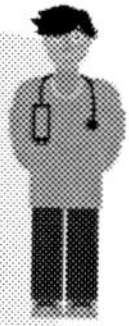

(Compétences 1, 2, 3, 4, 5 et 6)

SOS URGENCE PRATIQUE (COMP 1 ET COMP 2)

Suspecter (Comp 1) : fièvre ou foyer infectieux évident chez un patient en état de choc

Agir (Comp 2) :

Rechercher la porte d'entrée infectieuse

Débuter une antibiothérapie probabiliste

Remplissage vasculaire

COMPRENDRE

Définition : ***état de choc dû à la présence d'un micro-organisme pathogène (viral, bactérien, fongique ou parasitaire)*** entraînant une réaction inflammatoire majeure de l'organisme

Causes : possible sur tous les terrains mais principalement les sujets fragilisés : immuno-déprimés, greffés ...

CLINIQUE (COMP 1, COMP 4)

Interrogatoire (Comp 1):

Antécédents:

- → Infection récente du patient ou de l'entourage
- → Immuno-dépression
- → Exogénose: tabac, alcool

Allergies à certains antibiotiques

Traitement: antibiotiques, immunosuppresseurs

Signes cliniques (Comp 1): examen clinique complet

Signes d'infection:

- → Fièvre (> 38°C) ou hypothermie (< 36°C)
- → ***Porte d'entrée infectieuse***:
  - Pulmonaire: douleur thoracique, toux, expectoration
  - Urinaire: brûlures urinaires, douleur lombaire
  - Digestive : douleur abdominale, abdomen dur à la palpation (défense ou contracture)
  - Neurologique : confusion, céphalée, raideur de nuque, vomissements, photo/phono-phobie (peur de la lumière / du bruit)
  - Cutanée : rougeur et inflammation locale, plaie suintante, ulcère cutané, intertrigo (mycose des plis inter-digitaux)

Signes de choc septique : hypotension, tachycardie, oligurie, marbrures, extrémités froides, troubles de la conscience

PARACLINIQUE (COMP 4)

Biologie:

Diagnostic positif : NFS, CRP, procalcitonine (PCT) chez l'enfant

Bilan étiologique : prélèvements des portes d'entrées suspectées ou potentielles et identification du germe à réaliser si possible avant le début de l'antibiothérapie:

→ Hémocultures répétées en milieu aérobie et anaérobie

→ ***Examen Cyto-Bactériologique des Urines*** (ECBU)

→ ***Examen Cyto-Bactériologique des Crachats*** (ECBC)

→ ***Ponction Lombaire*** (PL)

→ Écouvillonage cutané si plaie

→ Écouvillonage uréthral si écoulement

→ Prélèvement de tout autre point d'appel

Bilan des complications :

→ NFS - plaquettes

→ Bilan rénal et hépatique

→ GDS, lactates

Morphologie: Radiographie Pulmonaire si foyer suspecté

TRAITEMENT (COMP 2 ET COMP 4)

Modalités thérapeutiques (Comp 2):

Transfert du patient en soins intensifs / réanimation

Isolement du patient si suspicion d'infection transmissible grave (méningite)

Mise en condition : chez tous les patients de réanimation ;

- → Patient allongé, repos au lit strict
- → Scope cardio-tensionnel continu
- → Estimation du volume des pertes sanguines
- → Libération des VAS, oxygénothérapie au masque
- → Pose de 2 VVP de bon calibre
- → Sondage urinaire
- → Prévention de l'ulcère de stress : oméprazole IV
- → Dépression : soutien psychologique
- → Prévention des complications du décubitus : prévention des escarres et bas de contention

Traitement du choc :

- → Remplissage vasculaire par cristalloïdes ou colloïdes
- → Si remplissage insuffisant, utilisation d'amines

Traitement de la cause :

- → Antibiothérapie probabiliste en urgence après prélèvement de la porte d'entrée
- → Traitement de la porte d'entrée et soins locaux :
  - Kinésithérapie respiratoire si foyer pulmonaire
  - Lavage et désinfection cutanées si infection cutanée
  - Drainage des urines si infection rénale sur obstruction
  - Retrait d'un matériel étranger infecté (prothèse, valve cardiaque, cathéter)

Soins de confort :

- → Lutte contre la fièvre : paracétamol
- → Lutte contre la douleur : antalgiques de palier adapté

Surveillance (Comp 4) :

Clinique :

- → Signes d'infection : fièvre, inflammation locale
- → Scope cardio-tensionnel, signes de choc
- → Tolérance des antibiotiques

Paraclinique : NFS, CRP, PCT

INFORMER ET EXPLIQUER AU PATIENT (COMP 6)

« Il s'agit d'une infection très grave nécessitant une hospitalisation dans un service de soins intensifs. »

« Vous allez recevoir un traitement par antibiotique, il est indispensable de le prendre jusqu'à la fin. »

PIEGES ET ASTUCES

Piège : le prélèvement des potentielles portes d'entrées doit, si possible, précéder l'initiation du traitement antibiotique (sauf dans le cas particulier de l'extrême urgence d'un purpura fulminans (voir zoom 1)

Astuce : ne pas confondre choc septique et septicémie : la différence est dans le remplissage vasculaire. Si le remplissage a été efficace, on parle de sepsis. Si le remplissage n'a pas permis de restaurer une hémodynamique stable,on parle alors de choc septique

LE GESTE PRATIQUE (COMP 2) : LES HEMOCULTURES

Objectif : Rechercher et cultiver afin d'identifier des bactéries ou tout micro-organisme responsable d'une septicémie. Un antibiogramme sera alors réalisé pour tester la résistance du germe en question aux antibiotiques

Matériel :

Tenues stériles : gants, masque, charlotte

Pour l'asepsie :

- → Savon et solution antiseptique, champ de table
- → Compresses stériles

Pour le prélèvement :

- → Aiguille à ponction intra-veineuse
- → Corps de pompe
- → Flacons de culture aérobie et anaérobie
- → Garrot

Pour le pansement : compresse stérile, ruban adhésif

Pour l'élimination des déchets : container, poubelles jaune et noire

Méthode :

- → Informer le patient, lui expliquer le soin
- → Se laver les mains puis s'habiller
- → Préparer le matériel sur un champ de table
- → Désinfection de la zone de ponction en 3 temps
- → Adapter le corps de pompe et l'aiguille
- → Mettre le garrot
- → Repérer la veine et introduire l'aiguille, biseau vers le haut
- → Réaliser les prélèvements : d'abord le flacon aérobie puis le flacon anaérobie
- → Retirer le garrot
- → Placer une compresse stérile imbibée de désinfectant sur le point de ponction puis retirer l'aiguille tout en comprimant
- → Faire un pansement
- → Jeter le matériel dans le récipient adapté

→ Réinstaller le patient

→ Etiqueter les tubes de prélèvement et les adresser au laboratoire

ZOOM 1 : LE PURPURA FULMINANS

Urgence vitale absolue

Clinique ; à suspecter dès l'association de :

→ ***Purpura*** : petites tâches rouges sur la peau ne disparaissant pas à la vitropression (quand on appuie dessus), pouvant être nécrotiques (noires) et évoluant rapidement

→ Signe infectieux : fièvre élevée

→ Signes de choc : tachycardie, hypotension

→ Syndrome méningé :

- ***Céphalée***
- Raideur de nuque
- Trouble de la conscience
- ***Photo/phono-phobie***

Traitement :

→ Injection immédiate dès la suspicion diagnostique de 1g de céphalosporine de 3ème génération (antibiotique) sans attendre la réalisation des prélèvements biologiques

→ Prévenir le ***SAMU*** pour un transfert médicalisé du patient vers les urgences

ZOOM 2 : LE CHOIX DE L'ANTIBIOTIQUE

L'antibiothérapie doit être :

- ***Débutée en urgence***
- Administrée par voie intra-veineuse car d'action plus rapide et plus efficace
- Bactéricide
- À large spectre car probabiliste
- Double pour une meilleure couverture bactérienne
- Secondairement adaptée à l'antibiogramme

C'est le choix de l'antibiotique qui permettra une guérison totale et durable de l'infection

SYNTHESE : PRISE EN CHARGE INFIRMIERE

Diagnostic infirmier (Comp 1) : foyer infectieux évident (fièvre, frissons, abcès) chez un patient présentant des signes de choc à type de marbrures, d'hypotension, d'oligurie

Conduite pratique infirmière (Comp 2) :

- ***Mise en condition***
- ***Rassurer le patient***
- ***Remplissage vasculaire***
- ***Préparation des amines vasopressives***
- ***Prélèvements de sites potentiellement infectieux avant mise en route de l'antibiothérapie***

Accompagner une personne dans la réalisation de ses soins quotidiens (Comp 3) : soins locaux ;

Lavage et désinfection cutanées si infection cutanée

Drainage des urines si infection rénale sur obstruction

Surveillance (Comp 4) : signes d'infection, scope, tolérance des antibiotiques, NFS et CRP

Mesures éducatives et préventives (Comp 5) : observance des antibiotiques, prévention des récidives par une prise en charge précoce de tout foyer infectieux

Informer le patient (Comp 6) : prise en charge urgente nécessaire, intérêt des antibiotiques

11 CHOC ANAPHYLACTIQUE

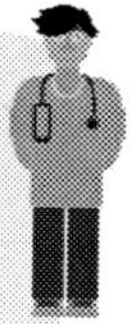

(Compétences 1, 2, 3, 4, 5 et 6)

SOS URGENCE PRATIQUE (COMP 1 ET COMP 2)

Suspecter (Comp 1) : terrain allergique connu

Agir (Comp 2) : ***éviction de l'allergène***

COMPRENDRE

Définition : état de choc dû à une réaction allergique. La réaction allergique est une hypersensibilité secondaire à l'exposition à un allergène pour lequel il y a déjà eu un contact sensibilisant. Les allergènes les plus connus sont : venins, aliments, médicaments (antibiotiques, produits de contraste iodés), latex, pollens ...

Cause : hyper-réactivité biochimique à la présence de certaines molécules

CLINIQUE (COMP 1, COMP 4)

Interrogatoire (Comp 1) : étape fondamentale à la recherche de l'allergène en cause: recueil de tous les aliments consommés, piqûres, prise de médicaments ...

Signes cliniques (Comp 1) :

Signes d'allergie :

- → Oedème des lèvres
- → Urticaire = plaque cutanée rouge et fugace
- → Conjonctivite
- → Douleurs abdominales, nausées

Signes de choc : hypotension artérielle, tachycardie, oligurie, marbrures

Complications (Comp 4) : dyspnée, oedème laryngé, bronchospasme

& PARACLINIQUE (COMP 4)

Biologie :

Bilan allergologique en urgence :

- → Tryptase sérique
- → Histamine plasmatique

Bilan des complications :

- → NFS – plaquettes
- → Bilan hépatique et rénal
- → Bilan de coagulation
- → Lactates

Bilan étiologique : consultation allergologique et réalisation de tests cutanés (prick-tests) à distance de l'épisode

Morphologie : RP à la recherche de complications

TRAITEMENT (COMP 2 ET COMP 4)

Modalités thérapeutiques (Comp 2):

→ Transfert du patient en soins intensifs / réanimation

→ Isolement du patient si suspicion d'infection transmissible grave (méningite)

→ Mise en condition: chez tous les patients de réanimation;

→ Patient allongé, repos au lit strict

→ Scope cardio-tensionnel continu

→ Libération des VAS, oxygénothérapie au masque

→ Pose de 2 VVP de bon calibre

→ Sondage urinaire

→ Prévention de l'ulcère de stress: oméprazole IV

→ Dépression: soutien psychologique

→ Prévention des complications du décubitus : prévention des escarres et bas de contention

→ Traitement du choc:

- Remplissage vasculaire par cristalloïdes (éviter les colloïdes allergisants)
- Adrénaline : 0,5 mg IM ou bolus de 0,1 mg IV renouvelable chaque minute

→ Traitement de la cause: ***éviction de l'allergène à vie***

→ Si bronchospasme : aérosols de bronchodilatateurs +/- d'adrénaline

→ Après la phase aiguë: hospitalisation de 24h pour surveillance continue car risque de récidive précoce

→ À la sortie du patient:

- ***Port d'une carte d'allergie*** et remise d'un ***kit d'urgence*** contenant une seringue d'adrénaline prête à l'emploi

- ***Éducation du patient et de son entourage*** à la conduite à tenir en cas de récidive (appel du SAMU, utilisation de la seringue)

Surveillance (Comp 4) :

Scope cardio-tensionnel

Dyspnée

Récidive précoce

INFORMER ET EXPLIQUER AU PATIENT (COMP 6)

« Vous êtes allergique à tel produit, cela veut dire que votre organisme ne le tolère pas et réagit très violemment à son contact. Ce choc pourrait se reproduire si vous étiez à nouveau en contact avec cet allergène. »

« Vous devez donc signaler cette allergie et éviter toute exposition. En cas de nouvelle exposition, contactez le SAMU. »

PIEGES ET ASTUCES

Piège : Il existe des allergies croisées. La situation typique est celle du patient allergique au kiwi qui se fait opérer par un chirurgien mettant des gants en latex : il fait un choc anaphylactique. ***L'allergie croisée latex - kiwi***, comme d'autres, ne sont pas si rares et donc à ne pas méconnaître ...

Astuce : les aérosols de bronchodilatateurs peuvent être efficaces sur un bronchospasme. Cependant, chez un patient présentant un oedème de Quincke même sans oedème laryngé, lui proposer des ***aérosols d'adrénaline*** peut le soulager.

ZOOM : OEDEME DE QUINCKE

Oedème de l'hypoderme (partie profonde de la peau et des muqueuses)

Dû à l'augmentation de la perméabilité des vaisseaux du visage (langue, lèvres, bouche, pharynx, larynx)

Urgence car risque d'asphyxie si oedème laryngé

SYNTHESE : PRISE EN CHARGE INFIRMIERE

Diagnostic infirmier (Comp 1) : exposition à un allergène chez un patient présentant des signes de choc et des signes allergiques tels que de éruptions cutanées, des oedèmes du visage jusqu'à la dyspnée

Conduite pratique infirmière (Comp 2):

- → ***Mise en condition***
- → ***Rassurer le patient***
- → ***Éviction de l'allergène***
- → ***Remplissage vasculaire***
- → ***Préparation des amines vasopressives***
- → ***Surveillance***

Accompagner une personne dans la réalisation de ses soins quotidiens (Comp 3): éviction de l'allergène à vie

Surveillance (Comp 4):

Constantes

Dyspnée

Récidive précoce

Mesures éducatives et préventives (Comp 5):

Éviction de l'allergène à vie après identification

Port d'une carte d'allergie

Apprentissage à l'utilisation de la seringue d'adrénaline avec appel du SAMU

Concernent le patient comme son entourage

Informer le patient (Comp 6) :

Risque de récidive

Allergies croisées

Importance de l'éviction de l'allergène

Hygiène de vie

Suivi médical régulier

12 ŒDEME AIGU PULMONAIRE

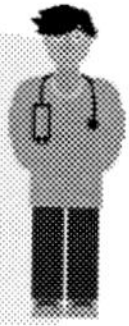

(Compétences 1, 2, 3, 4, 5 et 6)

SOS URGENCE PRATIQUE (COMP 1 ET COMP 2)

Suspecter (Comp 1) : dyspnée avec bruits expiratoires chez un patient insuffisant cardiaque

Agir (Comp 2) :

- → Mise du patient en position semi assise
- → Oxygénothérapie

COMPRENDRE

Définition : l'OAP est une ***extravasation de liquide dans les alvéoles pulmonaires*** limitant la capacité d'oxygénation du sang

Causes : il en existe 2;

- → ***L'OAP cardiogénique*** dû à un dysfonctionnement cardiaque
- → L'OAP lésionnel dû à une anomalie du tissu pulmonaire, beaucoup moins fréquente

CLINIQUE (COMP 1, COMP 4)

Interrogatoire (Comp 1) :

- → Antécédents : insuffisance cardiaque, valvulopathie, fibrillation, hypertension artérielle
- → Allergies
- → Traitement de l'insuffisance cardiaque (diurétiques)

→ Facteur déclenchant : mauvaise observance d'un régime sans sel, changement récent de traitement, infection, infarctus du myocarde

Signes cliniques (Comp 1) :

Signes hémodynamiques :

→ Tachycardie

→ Hypertension artérielle

Signes cliniques d'OAP :

→ ***Dyspnée*** intense d'apparition brutale

→ ***Orthopnée*** = dyspnée en position allongée

→ Toux +/- expectorations mousseuses rosées

→ À l'auscultation : crépitants des bases pulmonaires

Facteur déclenchant :

→ Oedèmes des membres inférieurs (=> insuffisance cardiaque)

→ Fièvre (=> infection)

→ Douleur thoracique (=> embolie pulmonaire, infarctus du myocarde)

Signes de gravité :

→ Détresse respiratoire :

- FR > 30 / minute
- Signes de lutte : balancement thoraco-abdominal, tirage

→ Hémodynamiques :

- Hypotension artérielle
- Tachycardie
- Oligurie

→ Neurologiques :
  - Score de Glasgow
  - Signes d'hypercapnie : sueurs, troubles de la conscience
  - Signes d'hypoxie : cyanose, agitation

Complications (Comp 4) :

Choc cardiogénique

Désaturation

PARACLINIQUE (COMP 4)

Biologie :

Rechercher la cause :

→ NFS, CRP

→ Ionogramme sanguin, urée, créatinine

→ BNP (Brain Natriurétic Protein) = molécule témoignant d'une insuffisance cardiaque

→ Troponine

Évaluer la gravité : gaz du sang (hypoxie et hypocapnie)

Morphologie :

ECG

Radiographie de thorax (opacités alvéolaires bilatérales)

Échographie cardiaque

TRAITEMENT (COMP 2 ET COMP 4)

Modalités thérapeutiques (Comp 2) :

Installer le patient en position semi assise

Assurer une oxygénation efficace : débit pour SpO2 > 95%

- → Oxygénothérapie aux lunettes nasales ou au Masque Haute Concentration (MHC)
- → Ventilation Non Invasive (VNI)
- → Ventilation mécanique après intubation trachéale si nécessaire

Mise en condition :

- → Scope cardio-tensionnel : TA, FC, FR, SpO2
- → Pose de 2 VVP de bon calibre
- → Mesure de la diurèse par sondage urinaire

Traitement médicamenteux :

- → Diurétique : furosémide IVD
- → Anti-hypertenseur : dinitrate d'isosorbide IVSE
- → Si choc cardiogénique : utilisation d'amines

Prévention des complications de décubitus :

- → Soins de nursing
- → Anticoagulation préventive et bas de contention

Traitement étiologique :

- → Traitement de l'insuffisance cardiaque
- → Antibiotique si infection
- → Traitement d'une embolie pulmonaire ou d'un infarctus du myocarde
- → Débuter un régime sans sel

Surveillance (Comp 4) :

Clinique : dyspnée, FR, TA, SpO2, diurèse

Paraclinique : kaliémie, GDS, radiographie de thorax

INFORMER ET EXPLIQUER AU PATIENT (COMP 6)

« Vous avez fait un OAP. Il y a de l'eau dans vos poumons ce qui rend votre respiration difficile. »

« Nous allons diminuer cette surcharge avec des médicaments qui vont vous faire uriner. »

« Il va falloir faire attention à limiter vos apports de sel. »

PIEGES ET ASTUCES

Pièges :

→ Le furosémide est un diurétique de l'anse. Son rôle est d'augmenter la diurèse. Le risque de fuite d'ions potassium doit faire surveiller la kaliémie (risque d'hypokaliémie)

→ Le dinitrate d'isosorbide est un dérivé nitré. Son rôle est de faire baisser la tension artérielle mais il est contre-indiqué en cas de tension artérielle systolique < 110 mmHg

Astuce : face à tout patient qui vient pour dyspnée, systématiquement l'installer en ***position semi assise*** avec de l'***oxygène*** ; il sera au moins en partie soulagé dans la majorité des cas

SYNTHESE : PRISE EN CHARGE INFIRMIERE

Diagnostic infirmier (Comp 1) :

Dyspnée chez un patient présentant des signes d'insuffisance cardiaque ; dyspnée ou orthopnée, toux avec expectorations mousseuses rosées

Excès de volume liquidien

Perturbation des échanges gazeux

Anxiété

Conduite pratique infirmière (Comp 2):

→ ***Interrogatoire ciblé***
→ ***Mise en condition***
→ ***Constantes avec pesée si possible***
→ ***Recherche des signes de gravité***
→ ***Rassurer le patient***
→ ***Position semi assise***
→ ***Oxygénothérapie***
→ ***Bilan selon prescription médicale***
→ ***Traitement médicamenteux: diurétiques***
→ ***Préparation des dispositifs d'aspiration***
→ ***Surveillance***

Accompagner une personne dans la réalisation de ses soins quotidiens (Comp 3):

Observance et adaptation des traitements

Kinésithérapie bronchique

Favoriser et quantifier la diurèse

Surveillance (Comp 4):

Constantes et surtout la diurèse

Dyspnée ou orthopnée

Observance médicamenteuse

Kaliémie

Mesures éducatives et préventives (Comp 5):

Régime hyposodé

Adaptation des thérapeutiques médicamenteuses

Suivi médical régulier

Hygiène de vie

Prévention des facteurs déclenchants ou décompensateurs

Informer le patient (Comp 6):

Surcharge vasculaire souvent pluri-déterminants

Exercice physique, observance médicamenteuse et régime alimentaire

13 EMBOLIE PULMONAIRE

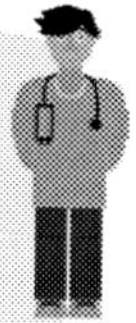

(Compétences 1, 2, 3, 4, 5 et 6)

SOS URGENCE PRATIQUE (COMP 1 ET COMP 2)

Suspecter (Comp 1) : douleur thoracique brutale chez un patient avec des facteurs de risque

Agir (Comp 2) : 2 mesures à envisager rapidement ;

Repos strict au lit

Anticoagulation curative si forte suspicion diagnostique

COMPRENDRE

Définition : ***occlusion d'une artère pulmonaire*** par un thrombus ayant migré (***embol***)

Causes : facteurs de risque de maladie thrombo-embolique veineuse ;

- → Trouble de l'hémostase congénital ou acquis
- → Prise de la pilule oestro-progestative associée au tabac
- → Grossesse
- → Alitement prolongé
- → Voyage long courrier en avion

CLINIQUE (COMP 1, COMP 4)

Interrogatoire (Comp 1) :

- → Antécédents : pathologie de l'hémostase, phlébite / embolie pulmonaire, tabagisme actif, cancer

- → Allergies (aux excipients de l'iode)
- → Traitement: pilule oestro-progestative
- → Facteurs favorisants : chirurgie, alitement, immobilisation prolongée

Signes cliniques (Comp 1): très variables

Signes d'embolie pulmonaire:

- → Dyspnée
- → Douleur thoracique
- → Désaturation

Signes de phlébite (parfois en cause):

- → Oedème du membre inférieur
- → Douleur du mollet
- → Perte du ballant du mollet

Signes de gravité:

- → Signes de choc
- → Détresse respiratoire aiguë: FR > 30 / minute, désaturation

Complications (Comp 4):

Choc cardiogénique

Cœur pulmonaire aigu:

- → Oedèmes des membres inférieurs
- → Turgescence des veines jugulaires
- → Reflux hépato-jugulaire
- → Hépatomégalie, hépatalgie

PARACLINIQUE (COMP 4)

Biologie:

→ Bilan diagnostique:NFS +/- D-dimères

→ Bilan de gravité: GDS

→ Bilan pré-thérapeutique: TP, TCA, plaquettes, créatinine

→ Bilan pré-transfusionnel si fibrinolyse envisagée

Morphologie:

→ En urgence: ECG, radiographie de thorax

→ Échographie doppler veineux des membres inférieurs

→ Angioscanner spiralé

→ Scintigraphie de ventilation-perfusion

TRAITEMENT (COMP 2 ET COMP 4)

Modalités thérapeutiques (Comp 2):

Mise en condition:

→ Scope cardio-tensionnel

→ Repos au lit strict

→ Oxygénothérapie aux lunettes nasales ou au masque haute concentration

→ Bas de contention

→ En cas de mauvaise tolérance respiratoire / hémodynamique:

- Hospitalisation en soins intensifs
- Pose d'une voie veineuse centrale

Traitement symptomatique: antalgiques

Traitement de l'embolie pulmonaire :

- → Fibrinolyse en cas d'embolie massive avec signes de choc
- → Anticoagulation efficace dans les autres cas :
  - HBPM ou HNF si insuffisance rénale
  - Introduire précoce des AVK

Traitement étiologique :

- → Cancer
- → Trouble de l'hémostase
- → Arrêt de la pilule et/ou du tabac

Surveillance (Comp 4) :

Clinique : dyspnée, douleurs, scope, ECG

Paraclinique : TCA, plaquettes, INR

INFORMER ET EXPLIQUER AU PATIENT (COMP 6)

« Vous avez fait une embolie pulmonaire ; un caillot de sang a obstrué une artère du poumon. »

« Le traitement est assez long, il est indispensable de le suivre correctement. »

PIEGES ET ASTUCES

Piège : ***ne pas autoriser le lever du patient*** tant que le diagnostic d'embolie pulmonaire n'a pas été définitivement écarté ou que l'efficacité de l'anticoagulation n'est pas démontrée biologiquement

ZOOM 1 : STRATEGIE DIAGNOSTIQUE

→ ECG : tachycardie, axe droit, S1Q3 (présence d'une onde S en D1 et d'une onde Q en D3)

→ Radiographie de thorax : aplatissement des coupoles diaphragmatiques, atéléctasie (rétraction d'une zone du poumon), opacité parenchymateuse

→ Gaz du Sang : effet shunt = hypoxie + hypocapnie

→ D-dimères : à faire seulement si probabilité clinique faible

→ Angioscanner thoracique spiralé : défect endo-luminal

→ Scintigraphie ventilation-perfusion si persistance d'un doute ou insuffisance rénale

ZOOM 2 : ANTICOAGULATION DE L'EMBOLIE PULMONAIRE

Elle permet de fluidifier le sang pour dissoudre la caillot et éviter les récidives

On débute par une héparine :

→ HNF à la seringue électrique dans les embolies massives :
- Surveillance du TCA à H6
- Objectif : TCA = 2-3 fois le témoin

→ HBPM dans les embolies non graves

→ Surveillance des plaquettes bi-hebdomadaire pour anticiper le risque de thrombopénie induite par l'héparine

→ Au total, au moins 5 jours d'héparine

On effectue un relais précoce par AVK :

→ À débuter dès J1 de l'héparine avec surveillance quotidienne de l'INR

→ Arrêt de l'héparine après 2 INR consécutifs à 24h d'intervalle dans l'objectif fixé (INR= 2-3)

→ Durée du traitement selon circonstances, 3 mois minimum et à vie si pathologie chronique sous-jacente
→ Éducation du patient au traitement par AVK:
  - Surveillance mensuelle des INR
  - Informer tous les soignants du traitement
  - Ne pas prendre d'autres médicaments sans en informer son médecin
  - Certains aliments sont à modérer par le risque d'interférence (chou par exemple)
  - Risque d'hémorragie: consulter un médecin au moindre signe
  - Ne pas faire de sport violent ou d'acte invasif

SYNTHESE : PRISE EN CHARGE INFIRMIERE

Diagnostic infirmier (Comp 1):

Douleur thoracique brutale = 4 diagnostics résumés par le PIED;

→ Péricardite
→ Infarctus du myocarde
→ Embolie pulmonaire
→ Dissection aortique

Mode de respiration inefficace

Perturbation des échanges gazeux

Diminution de la vascularisation des tissus cardiaques et pulmonaires

Peur ou anxiété

Douleur aiguë

Conduite pratique infirmière (Comp 2) :

Mise en condition

Rassurer le patient

Repos strict au lit

Oxygénothérapie

Voie veineuse périphérique

Anticoagulation curative à débuter précocément

3 examens systématiques dans le bilan diagnostique d'une douleur thoracique à anticiper systématiquement :

- → *ECG*
- → *Gaz du sang*
- → *Radiographie de thorax*

Traitement médicamenteux, du choc

Surveillance

Accompagner une personne dans la réalisation de ses soins quotidiens (Comp 3) : observance de l'anticoagulation ou injection de l'héparine

Surveillance (Comp 4) :

Dyspnée

Douleurs

Constantes

Bilan de coagulation, INR

Mesures éducatives et préventives (Comp 5) :

Éducation aux AVK

Observance thérapeutique

Réduction des facteurs de risque

Prévention des facteurs déclenchants

Hygiène de vie

Suivi médical régulier

Informer le patient (Comp 6) :

Caillot de sang bouché dans une artère du poumon

Observance indispensable pendant le temps rpescrit

Informer le médecin traitant et tous les acteurs de santé du traitement anticoagulant

14 INFARCTUS DU MYOCARDE

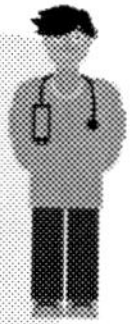

(Compétences 1, 2, 3, 4, 5 et 6)

SOS URGENCE PRATIQUE (COMP 1 ET COMP 2)

Suspecter (Comp 1) : douleur thoracique prolongée irradiant dans la mâchoire et au poignet gauche

Agir (Comp 2) : mettre au repos strict et appeler un médecin pour rétablir la circulation sanguine dans les coronaires

COMPRENDRE

Définition : ***nécrose de cellules musculaires cardiaques*** (myocarde) secondaire à l'occlusion d'une artère coronaire

Causes : survient chez un patient présentant des ***facteurs de risque cardio-vasculaire*** :

- → Age > 50 ans pour les hommes et 60 ans chez la femme
- → Antécédents familiaux précoces d'infarctus du myocarde
- → Tabagisme actif (> 20 paquets-années)
- → Dyslipidémie
- → Hypertension artérielle
- → Diabète

CLINIQUE (COMP 1, COMP 4)

Interrogatoire (Comp 1):

- → Contexte de stress
- → Antécédents : infarctus, accident vasculaire cérébral, artériopathie, dyslipidémie, diabète, HTA, tabagisme
- → Allergie aux excipients de l'iode (avant la coronarographie)
- → Traitements : anticoagulant, anti-hypertenseur, statine, anti-diabétique
- → Douleur : heure de début, caractéristiques

Signes cliniques (Comp 1): caractéristiques de la douleur :

- → Intense
- → Brutale
- → Prolongée (> 20 minutes)
- → Au repos
- → Rétro-sternale en barre
- → Irradiant dans la mâchoire et le poignet gauche
- → Résistant aux dérivés nitrés (NatisprayÒ sub-lingual)

Complications (Comp 4) :

Choc cardiogénique

Troubles du rythme cardiaque

PARACLINIQUE (COMP 4)

Biologie:

Bilan diagnostique : troponine, myoglobine, CPK, LDH

Bilan étiologique : bilan lipidique, glycémie

Bilan pré-thérapeutique : NFS - plaquettes, TP, TCA

Morphologie: ECG 18 dérivations en urgence

TRAITEMENT (COMP 2 ET COMP 4)

Modalités thérapeutiques (Comp 2): après l'ECG si le diagnostic est confirmé:

Appel du SAMU en pré-hospitalier et transfert le plus rapidement possible vers une salle de coronarographie

Mise en condition du patient: le rassurer et lui expliquer

- → Repos strict au lit
- → Scope cardio-tensionnel
- → Pose de 2 VVP de bon calibre
- → Oxygénothérapie aux lunettes nasales
- → Toujours avoir un défibrillateur à proximité

Traitement antalgique par morphine IV

Traitement anxiolytique par benzodiazépine éventuellement

Traitement anticoagulant:

- → Double anti-agrégant plaquettaire:
  - Acide acétyl-salycilique IV
  - Clopidogrel PO
- → Héparine IV

Traitement cardiaque à discuter: béta-bloquant, dérivé nitré

Revascularisation en urgence: selon les disponibilités

- → Coronarographie avec mise en place d'un stent à l'endroit de la sténose (ressort qui dilate l'artère)
  - Visualisation du réseau coronaire, de la localisation et de l'importance de la sténose
  - Réalisation d'une angioplastie trans-luminale
  - Pose d'un stent pour dilater la coronaire
  - Peut se faire après échec d'une thrombolyse

→ Thrombolyse intra-veineuse
  - Si la coronarographie n'est pas disponible rapidement
  - Permet de dissoudre la caillot qui obstrue l'artère

Transfert en Unité de Soins Intensifs Cardiologiques (USIC):

→ Introduction précoce des béta-bloquants

→ IEC introduits après la revascularisation

→ Statine systématique

→ Dérivés nitrés si OAP

Surveillance (Comp 4) :

Clinique: ECG, douleur, conscience, scope

Paraclinique: NFS, troponine

INFORMER ET EXPLIQUER AU PATIENT (COMP 6)

« Vous êtes en soins intensifs car vous avez fait un infarctus. Une artère de votre cœur s'est bouchée, nous mettons tout en œuvre pour dissoudre cette plaque d'athérome. »

« Pour éviter que cela se reproduise, il va falloir arrêter de fumer et avoir une alimentation équilibrée. Vous devrez aussi prendre un traitement de prévention des récidives au long cours. »

PIEGES ET ASTUCES

Piège : la douleur de l'infarctus est très variable ; une douleur épigastrique peut parfaitement être un infarctus inférieur: il faut donc avoir l'ECG facile

Astuce: l'administration par voie sub-linguale d'un dérivé nitré est un bon test diagnostique. Si la douleur ne cède pas, s'inquiéter!

ZOOM 1 : ECG DE L'INFARCTUS DU MYOCARDE

À réaliser en urgence devant toute douleur thoracique.

On réalise un ECG 18 dérivations pour diagnostiquer les infarctus droits et postérieurs :

- → Les 12 dérivations standards
- → 3 dérivations droites
- → 3 dérivations postérieures

Un infarctus se traduit sur l'ECG par :

- → Sus-décalage du segment ST diffus
- → Effet « miroir » : sous-décalage ST dans les dérivations opposées
- → Onde Q traduisant une séquelle de nécrose myocardique

ZOOM 2 : SYNDROME CORONARIEN AIGU (SCA)

Il s'agit d'une douleur thoracique témoignant de l'obstruction au moins partielle d'une artère du cœur, on distingue les :

- → SCA ST+ : syndrome coronarien aigu avec sus-décalage du segment ST sur l'ECG ; c'est l'infarctus du myocarde = obstruction totale de l'artère coronaire
- → SCA ST- : syndrome coronarien aigu sans sus-décalage du segment ST sur l'ECG ; obstruction partielle de l'artère coronaire. Il s'agit aussi d'une urgence cardiologique

SYNTHESE : PRISE EN CHARGE INFIRMIERE

Diagnostic infirmier (Comp 1) :

Douleur thoracique irradiant dans la machoire et/ou le bras chez un patient coronarien connu ou qui présente des facteurs de risque cardio-vasculaire

Anxiété

Risque de diminution du débit cardiaque

Conduite pratique infirmière (Comp 2) :

- → *Mise en condition*
- → *Tolérance de la douleur*
- → *Oxygénothérapie*
- → *Rassurer le patient*
- → *Repos au lit strict*
- → *ECG (18 dérivations)*
- → *Bilan biologique selon prescription médicale*
- → *Examens radiologiques*
- → *Préparation à la coronarographie en l'absence de contre indication et après lui avoir donné une feuille de consentement*
- → *Prise des thérapeutiques adaptées*
- → *Surveillance*

Accompagner une personne dans la réalisation de ses soins quotidiens (Comp 3) :

Rééducation à l'effort

Kinésithérapie motrice

Soutien psychologique

Surveillance (Comp 4) :

Douleur

ECG

Conscience

Constantes

Troponine

Mesures éducatives et préventives (Comp 5) :

Réduction des facteurs de risque

Hygiène de vie

Suivi médical régulier

Observance médicamenteuse

Informer le patient (Comp 6) :

Risque de récidive si pas de modification du comportement envers les facteurs de risque cardio-vasculaire

Observance des thérapeutiques et du suivi

15 ACCIDENT VASCULAIRE CEREBRAL

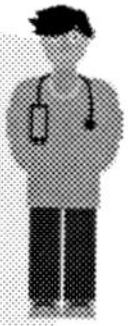

(Compétences 1, 2, 3, 4, 5 et 6)

SOS URGENCE PRATIQUE (COMP 1 ET COMP 2)

Suspecter (Comp 1) : déficit neurologique brutal chez un patient à risque

Agir (Comp 2) : mettre au repos strict et revasculariser la zone lésée en urgence

COMPRENDRE

Définition: ***déficit neurologique d'apparition brutale***. On distingue:

AVC ischémique par arrêt du flux artériel

AVC hémorragique par hémorragie intra-cérébrale

Causes:

- → AVC ischémique:
  - Facteurs de risque cardio-vasculaire : âge, dyslipidémie, diabète
  - Cardiopathie: fibrillation auriculaire, valvulopathie
- → AVC hémorragique: rupture d'anévrisme
- → Lorsque le déficit neurologique régresse spontanément et sans séquelle, on parle d'Accident Ischémique Transitoire (AIT)

CLINIQUE (COMP 1, COMP 4)

Interrogatoire (Comp 1) :

- → Facteurs de risque cardio-vasculaire
- → Antécédents :
  - Pathologie cardiaque
  - Maladie neurologique
  - Malformation vasculaire cérébrale
  - Trouble de la coagulation
- → Allergies
- → Traitements (aspirine, AVK)
- → Heure du début du trouble

Signes cliniques (Comp 1) : déficit neurologique brutal touchant un territoire cérébral spécifique (troubles du côté opposé à la lésion) :

- → ***Hémiplégie*** = paralysie d'un hémicorps
- → ***Aphasie*** = trouble de la parole
- → ***Hémianopsie*** = altération du champ visuel
- → Troubles sensitifs
- → Atteinte des paires craniennes

PARACLINIQUE (COMP 4)

Biologie : NFS, VS, CRP, ionogramme, urée, créatinine, glycémie, TP, TCA, bilan pré-transfusionnel

Morphologie :

ECG

Radiographie de thorax

Imagerie cérébrale : scanner non injecté ou IRM au mieux

TRAITEMENT (COMP 2 ET COMP 4)

Modalités thérapeutiques (Comp 2):

Appel du SAMU et transport vers une ***Unité Neuro-Vasculaire*** (UNV)

Mise en condition:

- → Repos strict au lit, à jeun
- → Scope continu : ECG, TA, FC, FR, SpO2
- → Mesure de la température et de la glycémie capillaire
- → Pose d'une VVP
- → Oxygénothérapie
- → Si trouble de la déglutition ou trouble de la conscience:
  - Mise à jeun
  - Pose d'une sonde naso-gastrique

Lutte contre les facteurs aggravant la souffrance cérébrale:

- → Hyperglycémie: protocole insuline avec surveillance stricte de la glycémie
- → ***Hypoxie*** / hypercapnie : surveillance d'une saturation > 95% avec de l'oxygène aux lunettes nasales
- → Hyperthermie : mesure de la température et paracétamol si fièvre
- → Respect de l'hypertension artérielle:
  - Jusqu'à 220/120 mmHg dans l'AVC ischémique
  - Jusqu'à 185/110 si fibrinolyse ou AVC hémorragique
  - Utiliser de la nicardipine IVSE si besoin (dérivé nitré)

Traitement étiologique:

- → AVC ischémique:
  - Thrombolyse intra-veineuse si déficit récent (< 4h30) en l'absence de contre-indication (risque hémorragique)

- Acide acétyl salycilique IV sinon
- Discuter une anticoagulation par héparine

→ AVC hémorragique:
- Correction d'un trouble de l'hémostase
- Drainage neuro-chirurgical si nécessaire

→ Dans tous les cas:
- Correction des facteurs de risque cardio-vasculaire
- Prise en charge d'une cardiopathie
- Traitement anti-thrombotique à vie si AVC ischémique

Prévention des complications de décubitus:

→ Installation confortable dans le lit

→ Escarres: matelas adapté, changements réguliers de position

→ Phlébite: bas de contention, héparinothérapie préventive

Prévention de l'oedème cérébral: position semi assise

Prévention ou traitement d'une pneumopathie d'inhalation

Prévention de la dépression: soutien psychologique

Prise en charge multi-disciplinaire:

→ Kinésithérapeute

→ Orthophoniste

→ Ergothérapeute

Surveillance (Comp 4) :

Clinique : évolution du déficit, GCS, angoisse, FC, FR, SpO2, température, glycémie

Paraclinique : contrôle de l'imagerie à H48 : stabilité, aggravation, transformation hémorragique

INFORMER ET EXPLIQUER AU PATIENT (COMP 6)

« Vous avez fait un accident vasculaire cérébral. Une partie de votre cerveau a souffert d'un manque d'oxygène. »

« Nous allons vous donner un traitement pour limiter les séquelles et prévenir les récidives. »

« Vous allez aussi être pris en charge par de nombreux professionnels de santé (kinésithérapeute, orthophoniste ...) afin de limiter les séquelles et améliorer votre vie quotidienne. »

PIEGES ET ASTUCES

Piège : la clinique des AVC peut être très variable : elle peut aller de l'hémiplégie totale au simple déficit sensitif de la lèvre inférieure. Y penser, avec toute la prise en chage que cela comporte !

Astuce: la gestion de la tension artérielle peut parfois être un véritable casse-tête; chaque service à son protocole de surveillance de la TA, ne pas hésiter à le respecter

SYNTHESE : PRISE EN CHARGE INFIRMIERE

Diagnostic infirmier (Comp 1):

Déficit neurologique brutal chez un patient à risque vasculaire élevé ; paresthésie, hémiplégie, aphasie...

Diminution de la vascularisation du tissu cérébral

Altération de la mobilité physique, de la communication verbale ou écrite

Conduite pratique infirmière (Comp 2):

Mise en condition

Rassurer le patient

Repos au lit strict

Oxygénothérapie

Lutte contre les facteurs aggravants:

- → *Hyperthermie*
- → *Hyperglycémie*
- → *Hypoxie*
- → *Hypercapnie*
- → *Hypertension artérielle (à respecter)*

Surveillance

Accompagner une personne dans la réalisation de ses soins quotidiens (Comp 3):

Rééducation avec kinésithérapie motrice précoce

Incapacité partielle ou totale d'entretenir le domicile

Perturbation de l'estime de soi, de son image corporelle

Perte d'espoir

Surveillance (Comp 4):

Évolution du déficit

Constantes: T°, glycémie, SpO2, TA

Conscience

Imagerie cérébrale

Mesures éducatives et préventives (Comp 5):

Prise en charge pluri-disciplinaire: kinésithérapie, orthophoniste

Réduction des facteurs de risque vasculaire

Suvi médical régulier

Hygiène de vie

Observance des thérapeutiques et des techniques de rééducation

Prise en charge du handicap

Soutien psychologique

Informer le patient (Comp 6) :

Risque de récidive

Risque d'incapacité partielle ou totale d'avaler

Risque de négligence d'un hémicorps

Importance du suivi médicamenteux et médical

16 MALAISE

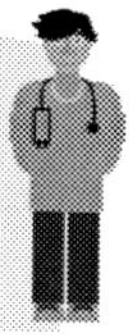

(Compétences 1, 2, 3, 4, 5 et 6)

SOS URGENCE PRATIQUE (COMP 1 ET COMP 2)

Suspecter (Comp 1) : perte de conscience avec un facteur déclenchant

Agir (Comp 2) : dépister une cause cardiaque pour éviter la récidive

COMPRENDRE

Définition : trouble de la conscience aigu et de résolution spontanée rapide. 2 définitions plus précises;

Lipothymie : perte de connaissance progressive et incomplète

Syncope : perte de conscience brutale et complète, d'origine cardiaque

Causes :

→ Chez une femme jeune avec un facteur déclenchant (après un repas, dans une foule) : malaise vagal

→ Chez un patient cardiopathe : syncope

- Troubles du rythme ou de conduction
- Valvulopathie

→ Chez un patient âgé sous traitement anti-hypertenseur : ***hypotension orthostatique*** (baisse de la tension artérielle lors du passage de la position allongée à la position debout)

→ Chez un patient épileptique : crise d'épilepsie

→ Chez un patient diabétique traité : hypoglycémie

→ Chez un patient alcoolique ou vivant dans des conditions précaires : intoxication

CLINIQUE (COMP 1, COMP 4)

Interrogatoire (Comp 1) : patient et témoins

- → Contexte : socio-économique, familial et psychologique
- → Antécédents : cardiaques, neurologiques, diabète, intoxications
- → Allergies
- → Traitements : anti-épileptique, hypoglycémiant
- → Circonstances de survenue : repos, lever, effort
- → Prodromes : douleur, palpitations, flou visuel, céphalée
- → Caractéristiques du malaise : durée, reprise de la conscience
- → Signes associés : perte d'urine, morsure de langue, traumatisme crânien

Signes cliniques (Comp 1) :

Signes de traumatisme si chute pendant le malaise

Signes d'orientation étiologique :

- → Anomalie cardio-vasculaire :
  - Douleur thoracique
  - Trouble du rythme
- → Anomalie neurologique
- → Hypotension artérielle
- → Signes en faveur d'épilepsie :
  - Morsure de langue
  - Perte d'urine

Complications (Comp 4) :

Pneumopathie d'inhalation

Fracture si traumatisme

PARACLINIQUE (COMP 4)

Biologie : glycémie capillaire, ionogramme sanguin, dosage sanguin des anti-épileptiques et urinaire des toxiques, bilan hépatique, troponine

Morphologie :

Systématiquement : ECG, test d'hypotension orthostatique

Selon l'orientation clinique :

- → Cardiaque : holter-ECG (ECG continu pendant 24h), ETT, Tilt-test (test d'inclinaison)
- → Neurologique : Électro-EncéphaloGramme (EEG)

À la recherche de complications :

- → Radiographie pulmonaire
- → Radiographie de membre (si signes d'appel)

TRAITEMENT (COMP 2 ET COMP 4)

Modalités thérapeutiques (Comp 2) :

Pendant le malaise : protéger le patient ;

- → Éviter les chutes : mettre le patient au sol ou sur un brancard avec barreaux
- → Éviter les inhalations : mettre en Position Latérale de Sécurité (PLS) si perte de connaissance
- → Éviter les blessures : éloigner les objets dangereux

Si malaise vagal : lever les jambes au-dessus de la tête pour favoriser la vascularisation cérébrale

Éliminer une hypoglycémie : glycémie capillaire en urgence

Mise en condition :

- → Repos au lit à jeun
- → Monitorage du patient
- → Pose d'une VVP si nécessaire

Traitement d'une étiologie rapidement curable :

- → G 30% IV si hypoglycémie
- → Anti-épileptique d'action rapide si crise d'épilepsie

Thérapeutique médicamenteuse en fonction de la cause du malaise :

- → Cardiaque : pace-maker, Défibrillateur Automatique Implantable (DAI) ...
- → Hypotension orthostatique : bas de contention, diminution du traitement anti-hypertenseur, bonne hydratation
- → Malaise vagal : éviter les facteurs déclenchants

Traitement d'une blessure secondaire à la chute :

- → Désinfection et pansement, suture
- → Antalgiques et vessie de glace
- → Mise à jour de la vaccination anti-tétanique

Rassurer le patient

Surveillance (Comp 4) :

Clinique : GCS, malaise, douleur thoracique, palpitations

Paraclinique : ECG, ionogramme sanguin, dosage des anti-épileptiques, bilan hépatique, troponine

INFORMER ET EXPLIQUER AU PATIENT (COMP 6)

« Vous avez fait un malaise et les causes en sont très variables. »

« Nous allons effectuer des examens complémentaires pour comprendre l'origine de votre malaise afin de vous soigner. »

PIEGES ET ASTUCES

Piège : toujours prendre au sérieux un malaise, et toujours l'explorer. À plus forte raison quand un patient vient pour malaises à répétition

Astuce : face à un patient qui a fait un malaise sur la voie publique, si et seulement s'il est conscient, lui donner un sucre sous la langue peut faciliter la récupération étant donné la fréquence des malaises hypoglycémiques ...

LE GESTE PRATIQUE (COMP 2) :La position latérale de sécurité (PLS)

Matériel : un peu d'espace au sol ...

Méthode : le principe est de protéger le patient de l'inhalation de liquide gastrique ou d'asphyxie par l'obstruction des voies aériennes supérieures par la langue. Pour ce faire, un patient inconscient mais qui respire doit toujours être installé en PLS :

- → Vérifier que le patient respire, sinon débuter les mesures de réanimation
- → Se mettre à genoux à droite du patient (ou à gauche mais les gestes suivants seront donc à inverser)
- → Placer le bras droit du patient à angle droit par rapport au corps
- → Prendre le bras gauche du patient, placer le dos de sa main sur sa joue droite
- → Maintenir la main du patient contre sa joue en plaçant la paume de votre main gauche contre sa paume
- → Avec votre autre main, saisir la jambe gauche du patient au niveau du creux poplité
- → Faire basculer le corps vers vous lentement pour éviter toute mobilisation de l'axe tête-cou-tronc
- → Retirer votre main qui tenait la tête en maintenant le coude gauche du patient pour ne pas mobiliser la tête

- → Stabiliser le patient en plaçant la jambe gauche à angle droit
- → Ouvrir la bouche du patient
- → Le couvrir avec une couverture

ZOOM : TEST D'HYPOTENSION ORTHOSTATIQUE

- → Recherche d'une hypotension artérielle au moment du lever
- → Mesure de la tension artérielle en position allongée depuis au moins 10 minutes puis en position debout à 1, 3 et 5 minutes après le lever
- → Diagnostic d'hypotension orthostatique si :
  - La TA systolique baisse d'au moins 20 mmHg
  - La TA diastolique baisse d'au moins 10 mmHg
- → Toujours prendre la fréquence cardiaque à chaque mesure pour vérifier s'il existe une tachycardie compensatrice ou pas

SYNTHESE : PRISE EN CHARGE INFIRMIERE

Diagnostic infirmier (Comp 1) :

Perte de conscience rapidement réversible, avec un facteur déclenchant souvent facilement identifiable

Altération des opérations de la pensée

Conduite pratique infirmière (Comp 2) :

- → ***Mise en condition***
- → ***Rassurer le patient***
- → ***Protection du patient : prévention des chutes et mise en PLS***
- → ***ECG***
- → ***Glycémie capillaire***
- → ***Test d'hypotension orthostatique***

→ ***Administration des thérapeutiques d'une cause rapidement réversible: sérum glucosé ou anti-épileptique***

→ ***Surveillance***

Accompagner une personne dans la réalisation de ses soins quotidiens (Comp 3):

Désinfection

Changement de pansements

Prise de médicaments

Surveillance (Comp 4):

Conscience

Douleur, palpitations

ECG

Mesures éducatives et préventives (Comp 5):

Éducation thérapeutique

Éviter les situations à risque (foule, chaleur...)

Réaliser un bilan cardiologique et neurologique afin de comprendre l'origine du malaise

Soutien psychologique

Informer le patient (Comp 6):

Sur l'origine du malaise

Sur le traitement étiologique à suivre

Sur les risques de récidive en cas de mauvaise observance

Sur les risques de déficit nutritionnel, de chute et d'accident

17 DETRESSE RESPIRATOIRE AIGUE

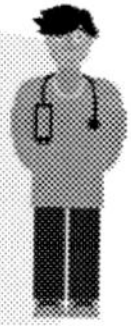

(Compétences 1, 2, 3, 4, 5 et 6)

SOS URGENCE PRATIQUE (COMP 1 ET COMP 2)

Suspecter (Comp 1) : difficulté à respirer avec signes de mauvaise tolérance (cyanose par exemple)

Agir (Comp 2) : assurer une oxygénation sanguine efficace pour éviter l'arrêt cardiaque hypoxique

COMPRENDRE

Définition: ***dysfonction de la respiration*** ayant pour conséquence une insuffisance d'oxygénation des organes

Causes: elles sont variées:

→ Obstruction des voies aériennes supérieures:
  - Inhalation de corps étranger
  - Oedème de Quincke

→ Chez un tabagique: exacerbation d'une BronchoPneumopathie Chronique Obstructive (BPCO)

→ Chez un asthmatique: Asthme Aigu Grave (AAG)

→ Chez un cardiaque: Oedème Aigu Pulmonaire (OAP)

→ Chez un alité: Embolie Pulmonaire (EP)

→ Chez un patient fébrile: pneumopathie

→ Chez un jeune longiligne: pneumothorax (PNO)

CLINIQUE (COMP 1, COMP 4)

Interrogatoire (Comp 1):

→ Antécédents: pneumologique, cardiaque, infectieux

→ Allergies: antibiotiques, antécédent de choc anaphylactique

→ Traitements au long cours et récents

→ Histoire de la maladie:

- Date de début
- Mode de début: brutal ou progressif
- Évolution
- Circonstances de survenue : pendant un repas, lors d'un alitement prolongé, contexte fébrile

Signes cliniques (Comp 1):

Signes de détresse respiratoire:

→ Dyspnée

→ Polypnée

→ Dysphonie (difficulté à parler)

Signes d'orientation étiologique:

→ Toux, fièvre

→ Douleur thoracique

→ Bruits respiratoires anormaux (sifflements ou graîllonements)

→ Inhalation d'un corps étranger

Signes de gravité:

→ Signes de lutte: polypnée > 30/minute, tirage, battements des ailes du nez, balancement thoraco-abdominal

→ Signes d'hypoxie: cyanose, agitation, tachycardie

→ Signes d'hypercapnie : troubles de la conscience, sueurs, hypertension artérielle

- → Signes d'épuisement respiratoire: bradypnée, pauses, apnée
- → Retentissement hémodynamique: signes de choc
- → Retentissement neurologique: troubles de la conscience

Complications (Comp 4):

Arrêt cardiaque hypoxique

Coma

PARACLINIQUE (COMP 4)

Biologie:

Bilan diagnostique: GDS artériel (hypoxie +/- hypercapnie)

Bilan des complications: NFS, bilan hépatique, bilan rénal, lactates

Bilan étiologique: D-dimères, BNP, CRP

Morphologie:

ECG

Radiographie de thorax et/ou scanner thoracique

TRAITEMENT (COMP 2 ET COMP 4)

Modalités thérapeutiques (Comp 2):

Appeler le médecin

Mise en condition:

- → Mise en position semi assise du patient, le rassurer
- → Repos au lit strict
- → Libération des VAS: déserrer col et ceinture, dégager la bouche d'un corps étranger

→ Oxygénothérapie pour un objectif de SpO2 > 94 % :
  - Lunettes nasales
  - Masque Haute Concentration (MHC)
  - Ventilation Non Invasive (VNI)
  - Intubation trachéale si besoin

→ Scope cardio-tensionnel

→ Pose de 2 VVP de bon calibre

→ Sonde naso-gastrique

→ Sonde urinaire

Traiter en urgence une cause curable évidente :

→ Corps étranger : manœuvre de Heimlich, retrait à la pince ou lors d'une fibroscopie

→ Oedème de Quincke : adrénaline et broncho-dilatateurs

→ Crise d'asthme : aérosols de broncho-dilatateurs

→ OAP : furosémide IV et dinitrate d'isosorbide IVSE

→ EP : héparinothérapie curative voire thrombolyse

→ Pneumopathie : antibiothérapie

→ Pneumothorax suffocant : exsufflation à l'aiguille puis drainage

Prise en charge de la douleur : antalgiques

Transfert médicalisé vers un service de réanimation/soins intensifs

Prévention des complications de la réanimation :

→ Ulcère de stress : oméprazole IV

→ Infection nosocomiale : hygiène stricte

→ Carences : supplémentation vitaminique, alimentation (par) entérale

Prévention des complications de l'immobilisation :

- Escarres : matelas adapté, changements de position réguliers
- Phlébite et Embolie Pulmonaire : bas de contention, héparinothérapie préventive

Surveillance (Comp 4) :

Clinique : signes de lutte, EVA, scope

Paraclinique : GDS, lactates, radiographie de thorax

INFORMER ET EXPLIQUER AU PATIENT (COMP 6)

« Restez calme, cela vous aidera à respirer correctement. »

« Nous allons vous aider à respirer grâce à des appareils qu'il faudra essayer de supporter. »

PIEGES ET ASTUCES

Piège : la clinique peut faire sous-estimer l'urgence de la situation ; ***être toujours très réactif*** même si l'état du patient ne semble pas inquiétant

Astuce : le stress du patient conscient ne fait qu'aggraver la situation. En effet, l'anxiété entraîne une polypnée superficielle qui n'oxygène pas efficacement le sang. ***Expliquer, informer et rassurer le patient*** est nécessaire pour une récupération plus rapide

LE GESTE PRATIQUE (COMP 2) : La manœuvre de Heimlich

Matériel : il faudra encore une fois donner de son corps ! C'est une manœuvre qui vise à dégager un corps étranger haut situé dans les voies aériennes après l'échec de 5 grandes « tapes » dans le dos : le but étant d'augmenter la pression intra-thoracique pour l'expulser

Méthode:

- → Secouriste placé derrière la victime, les bras sous ceux du patient
- → Poing gauche fermé dans le creux épigastrique (sous le sternum)
- → Main droite couvrant le poing gauche
- → Effectuer un mouvement ferme vers le haut et l'arrière
- → En l'absence d'expulsion ou de reprise de la respiration, répéter la manœuvre 4 fois

ZOOM : CORPS ETRANGER

Chez l'enfant entre 2 et 6 ans ou la personne âgée qui a des troubles de la déglutition

2 situations possibles:

- → Le patient tousse, n'est pas dysphonique ; le corps étranger n'est que partiellement obstructif : encourager les efforts de toux mais ne faire aucune manœuvre (risque de mobiliser le corps étranger et le rendre totalement obstructif)
- → Le patient ne tousse pas, est aphone, le visage cyanosé ; le corps étranger est totalement obstructif, il faut l'extraire en urgence:
  - Pencher le buste du patient en avant
  - Ouvrir la bouche du patient et tenter de retirer le corps étranger au doigt ou à la pince si visible
  - Taper 5 fois dans le dos du patient avec la paume de la main
  - Manœuvre de Heimlich
  - Transfert aux urgences ORL pour radiographieafin de localiser le corps étranger ; éventuellement fibroscopie si échec des techniques précédentes

SYNTHESE : PRISE EN CHARGE INFIRMIERE

Diagnostic infirmier (Comp 1) : dyspnée aiguë prolongée avec signes de mauvaise tolérance tels que les signes de lutte (battement des ailes du nez, balancement thoraco-abdominal, tirage, entonnoir xyphoïdien, geignement chez le nouririsson) et la dysphonie

Conduite pratique infirmière (Comp 2) :

→ *Mise en condition*

→ *Rassurer le patient*

→ *Repos au lit strict en position semi assise*

→ *Protection des voies aériennes supérieures*

→ *Oxygénation efficace*

→ *Prise en charge d'une cause curable évidente*

→ *Antalgiques*

→ *Surveillance*

Accompagner une personne dans la réalisation de ses soins quotidiens (Comp 3) :

Kinésithérapie respiratoire

Soutien psychologique

Prise des médicaments

Surveillance (Comp 4) :

Signes de lutte

Douleur

Constantes

Lactates

Mesures éducatives et préventives (Comp 5) :

Sevrage tabagique

Observance thérapeutique

Suivi médical régulier

Hygiène de vie

Informer le patient (Comp 6) :

Sur l'origine du trouble

Sur le risque de récidive et de complications

18 CRISE D'ASTHME

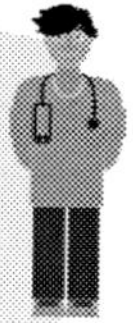

(Compétences 1, 2, 3, 4, 5 et 6)

SOS URGENCE PRATIQUE (COMP 1 ET COMP 2)

Suspecter (Comp 1) : dyspnée expiratoire chez un asthmatique

Agir (Comp 2) : aérosols de b2-mimétiques +/- corticoïdes

COMPRENDRE

Définition : hyper-réactivité des bronches à un stimulus entraînant une ***broncho-constriction***

Causes :

- → Exposition à un allergène
- → Infection
- → Iatrogénie
- → Effort physique inhabituel, stress

CLINIQUE (COMP 1, COMP 4)

Interrogatoire (Comp 1) :

- → Contexte : socio-économique, familial, psychologique
- → Antécédents : sévérité de l'asthme
- → Allergies
- → Traitements : b2-mimétiques de longue durée d'action, corticoïdes inhalés, traitement de la crise

→ Facteur déclenchant : exposition à un allergène, infection, modification ou instauration d'un traitement, effort physique

Signes cliniques (Comp 1):

Crise d'asthme simple:

→ Dyspnée majeure, sifflante (wheezing)

→ De survenue brutale

→ Sibilants bilatéraux expiratoires

→ Freinage expiratoire

→ Toux sèche nocturne

→ Amélioration par les b2-mimétiques inhalés de courte durée d'action

→ Débit expiratoire de Pointe (DEP) abaissé

Signes de gravité:

→ Pas d'amélioration aux b2-mimétiques

→ Silence auscultatoire

→ Signes de détresse respiratoire aiguë:

- Dysphonie
- Signes de lutte: tirage, balancement thoraco-abdominal
- Polypnée > 30/minute
- Hypoxie: cyanose, tachycardie, agitation, SpO2 < 90%
- Hypercapnie: trouble de la conscience, HTA, sueurs
- Épuisement respiratoire: pauses, apnées

→ Retentissement hémodynamique = signes de choc:

- Hypotension artérielle, tachycardie, marbrures ...
- Signes de cœur droit : turgescence jugulaire, reflux hépato-jugulaire ...

Complications (Comp 4) :

Suffocation

Asthme Aigu Grave (AAG)

PARACLINIQUE (COMP 4)

Biologie:

→ NFS, VS, CRP si infection suspectée

→ Ionogramme sanguin pour rechercher un déséquilibre ionique

→ Gaz du sang: l'hypercapnie signe la gravité

Morphologie: radiographie de thorax (pneumothorax)

TRAITEMENT (COMP 2 ET COMP 4)

Modalités thérapeutiques (Comp 2):

Appel du médecin en urgence

Mise en condition: installer et rassurer le patient

→ En box de déchocage

→ Repos au lit en position assise

→ Oxygénothérapie pour $SpO_2 > 95$ %

→ Scope continu: TA, FC, FR, SpO_2, ECG

→ Pose d'une VVP de bon calibre

Aérosols broncho-dilatateurs:

→ b2-mimétique: salbutamol 5 mg

→ Anti-cholinergique: ipatropium 0,5 mg

Corticothérapie à débuter IV puis relais per os pour quelques jours

Traitement du facteur déclenchant :

→ Éviction de l'allergène : information et éducation du patient
→ Antibiothérapie si infection
→ Intensification du traitement

Transfert en soins intensifs si nécessaire :

→ Rééquilibration hydro-électrolytique
→ Kinésithérapie respiratoire
→ Surveillance

Surveillance (Comp 4) :

Clinique : dyspnée, SpO2, FR, FC, signes de détresse respiratoire, cyanose, DEP

Paraclinique : ionogramme sanguin, GDS, radiographie de thorax

INFORMER ET EXPLIQUER AU PATIENT (COMP 6)

« Vous faites une crise d'asthme. Nous allons vous traiter en faisant des aérosols. »

« Il va falloir revoir votre traitement de fond avec un spécialiste. »

« Un élément allergique est peut-être en cause, il faudrait aussi l'identifier pour l'éviter. »

SYNTHESE : PRISE EN CHARGE INFIRMIERE

Diagnostic infirmier (Comp 1) :

Dyspnée avec des sibilants expiratoires chez un asthmatique ou chez un patient au terrain allergique connu

Dégagement inefficace des voies respiratoires

Perturbation des échanges gazeux

Anxiété

Intolérance à l'activité

Respiration spontanée altérée

Mode de respiration inefficace

Conduite pratique infirmière (Comp 2):

→ ***Interrogatoire ciblé***

→ ***Appel du médecin en urgence***

→ ***Mise en condition***

→ ***Rassurer le patient***

→ ***Voie veineuse périphérique***

→ ***Scope***

→ ***Rechercher les signes de gravité : dysphonie, FR > 30, sueurs, DEP < 150 ou irréalisable, tirage, cyanose, silence auscultatoire, anxiété, FC > 120***

→ ***Éviction d'un allergène***

→ ***Oxygénothérapie***

→ ***Aérosols de broncho-dilatateurs***

→ ***Surveillance***

Accompagner une personne dans la réalisation de ses soins quotidiens (Comp 3):

Kinésithérapie respiratoire

Explication du traitement de fond et de la technique d'inhalation de broncho-dilatateurs

Soutien psychologique

Surveillance (Comp 4):

Dyspnée

Signes de lutte

Débit expiratoire de pointe

Ionogramme sanguin

Radiographie de thorax

Mesures éducatives et préventives (Comp 5):

Recherche et éviction du facteur déclenchant

Observance thérapeutique

Éviction des facteurs déclenchants

Hygiène de vie

Suivi médical régulier

Informer le patient (Comp 6):

Maladie chronique avec risque d'exacerbations

Observance médicamenteuse à vie primordiale

19 PNEUMOTHORAX

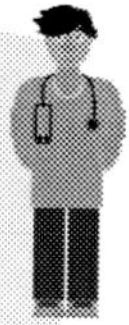

(Compétences 1, 2, 3, 4, 5 et 6)

SOS URGENCE PRATIQUE (COMP 1 ET COMP 2)

Suspecter (Comp 1) : dyspnée aiguë chez un jeune homme longiligne

Agir (Comp 2) : oxygénothérapie et exsufflation en urgence si pneumothorax compressif

COMPRENDRE

Définition : ***présence d'air entre les 2 feuillets de la plèvre***

Causes :

- → Pneumothorax spontané primitif : jeune homme longiligne, effort de poussée, tabagique
- → Pneumothorax secondaire : pathologie pulmonaire sous-jacente (BPCO, emphysème, tuberculose, cancer)
- → Pneumothorax traumatique : accidentel ou iatrogène

CLINIQUE (COMP 1, COMP 4)

Interrogatoire (Comp 1) :

- → Contexte : jeune homme longiligne
- → Antécédents : tabagisme, pathologie pulmonaire, pneumothorax
- → Allergie
- → Traitement

- → Facteur déclenchant : traumatisme, toux, pratique d'un instrument à vent, plongée

Signes cliniques (Comp 1):

- → Douleur thoracique intense, brutale, unilatérale
- → Dyspnée majorée à l'inspiration profonde
- → Toux sèche à la mobilisation
- → Asymétrie thoracique:
  - Immobilité de l'hémithorax atteint
  - Tympanisme à la percussion
  - Abolition du murmure vésiculaire
- → Signes de gravité:
  - Terrain fragilisé : personne âgée, insuffisant respiratoire ou insuffisant cardiaque
  - Pneumothorax bilatéral ou sur poumon unique
  - Signes de détresse respiratoire aiguë: hypoxie, hypercapnie, épuisement respiratoire
  - Retentissement hémodynamique: signes de choc, signes de cœur droit

Complication (Comp 4) : pneumothorax compressif

PARACLINIQUE (COMP 4)

Biologie: gaz du sang (hypoxie, hypercapnie)

Morphologie: radiographie de thorax de face en expiration

- → Confirmation diagnostique : ligne bordante avec hyperclarté au niveau d'un sommet pulmonaire
- → Signes de complication :
  - Déviation du médiastin
  - Pneumothorax bilatéral
  - Épanchement liquidien associé

TRAITEMENT (COMP 2 ET COMP 4)

Modalités thérapeutiques (Comp 2):

Appel du médecin

Mise en condition: installer et informer le patient

- → En box de déchocage
- → Repos au lit
- → Oxygénothérapie pour SpO2 > 95 %
- → Scope continu
- → Pose d'une VVP de bon calibre

Exsufflation à l'aiguille en urgence: ligne médio-claviculaire du 2ème espace inter-costal du côté du pneumothorax puis drainage

Traitement antalgique et anti-tussif si besoin

Traitement étiologique

Surveillance (Comp 4) :

Clinique: dyspnée, douleur, toux, SpO2 et surveillance du drain;

- → Au niveau cutané: propreté du point de ponction
- → Au niveau du bocal:
  - Oscillations de niveau: drain en place
  - Bullage: persistance d'air dans la plèvre

Paraclinique: radiographie de thorax

INFORMER ET EXPLIQUER AU PATIENT (COMP 6)

« Vous avez fait un pneumothorax; de l'air est entré autour de votre poumon et rend l'expansion de ce dernier douloureuse à chaque inspiration. »

« Nous allons drainer cet air, mais il faudra prendre des mesures préventives pour éviter les récidives: arrêt du tabac, de la plongée, de l'usage d'instruments à vent ... »

SYNTHESE : PRISE EN CHARGE INFIRMIERE

Diagnostic infirmier (Comp 1) : dyspnée chez un jeune homme longiligne, aux antécédents de tabagisme ou de pneumothorax

Mode de respiration inefficace

Douleur

Conduite pratique infirmière (Comp 2):

→ ***Mise en condition***

→ ***Rassurer le patient***

→ ***Recherche des signes de gravité***

→ ***Repos strict au lit***

→ ***Oxygénothérapie***

→ ***Évaluation de la douleur et traitement antalgique***

Accompagner une personne dans la réalisation de ses soins quotidiens (Comp 3):

Soins du drain

Kinésithérapie respiratoire si besoin

Soutien psychologique

Surveillance (Comp 4):

Dyspnée, douleur

Constantes

Mesures éducatives et préventives (Comp 5):

Arrêt du tabac, de la plongée, de la pratique d'instruments à vent

Identifier la récidive et appel du SAMU

Informer le patient (Comp 6):

Risque de diminution du débit cardiaque et de récidive

Possibilité de talcage chirurgical si > 3 épisodes

20 CRISE D'EPILEPSIE

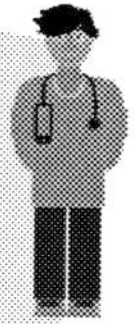

(Compétences 1, 2, 3, 4, 5 et 6)

SOS URGENCE PRATIQUE (COMP 1 ET COMP 2)

Suspecter (Comp 1) : mouvements anormaux chez un patient épileptique connu

Agir (Comp 2) : sécuriser le patient et lui administrer un traitement anti-épileptique

COMPRENDRE

Définition : ***manifestation neurologique focale et temporaire***, correspondant à l'hyper-activité d'un groupe de neurones. Elle peut se manifester par une ***crise convulsive*** (la plus fréquemment observée) mais aussi par de simples ***troubles sensitifs***, des ***hallucinations*** ou des ***troubles de la vigilance***

Causes:

→ Chez un patient épileptique connu :
- Arrêt du traitement anti-épileptique
- Interaction médicamenteuse
- Manque de sommeil, stress
- Intoxication ou sevrage alcoolique
- Trouble métabolique, hypoglycémie

→ Chez un patient non connu comme épileptique :
  - Infection (abcès)
  - Traumatisme crânien
  - Tumeur cérébrale

CLINIQUE (COMP 1, COMP 4)

Interrogatoire (Comp 1) : du patient et des témoins

→ Contexte : socio-économique, familial

→ Antécédents : épilepsie, cancer, maladie cérébrale

→ Allergie

→ Traitements : anti-épileptique

→ Facteur déclenchant : manque de sommeil, traumatisme

Signes cliniques (Comp 1) :

Description de la crise :

→ ***Crise tonico-clonique***; touche l'ensemble du corps :
  - Début brutal avec perte de conscience et chute
  - Phase tonique : contraction généralisée avec morsure de langue
  - Phase clonique : secousses musculaires
  - Phase de résolution : confusion post-critique avec relâchement musculaire et perte d'urines

→ ***Crise partielle*** ; touche une partie du corps seulement (un bras) ou une fonction neurologique (hallucinations)
  - Complexe = avec perte de conscience
  - Simple = sans perte de conscience

→ Absence :
  - Perte de connaissance courte
  - Début et fin brutale
  - Pas de chute

Blessures liées aux convulsions :

→ Luxation d'épaule

→ Plaie du cuir chevelu

Examen neurologique à la recherche de signes focaux : sensibilité, motricité, paires crâniennes

Complication (Comp 4) : ***état de mal épileptique*** = crises se répétant ou d'une durée > 30 minutes

PARACLINIQUE (COMP 4)

Biologie :

Bilan étiologique : glycémie capillaire, CRP, dosage sanguin des anti-épileptiques, ionogramme sanguin

Bilan des complications : CPK, créatinine sanguine

Morphologie :

Bilan étiologique : scanner cérébral +/- ponction lombaire, EEG

Bilan des complications : radiographie de thorax (inhalation)

TRAITEMENT (COMP 2 ET COMP 4)

Modalités thérapeutiques (Comp 2) :

Appel du médecin réanimateur si état de mal épileptique

Mise en condition :

→ ***Mise en PLS***

→ Sécuriser l'environnement proche du patient

- → Libération des VAS +/- intubation si nécessaire
- → Scope continu
- → Pose d'une VVP

Traitement symptomatique de la crise convulsive par voie intraveineuse :

- → Anti-convulsivant de courte durée d'action : dépakine
- → Anti-convulsivant de longue durée d'action : phénytoïne
- → Si échec : anesthésie générale par thiopental

Traitement étiologique :

- → Correction d'un trouble ionique ou d'une hypoglycémie
- → Antiobiothérapie si infection méningée
- → Prise en charge d'une tumeur, d'un abcès

Traitement de fond anti-épileptique par voie orale

Surveillance (Comp 4) :

Clinique : conscience, convulsions, scope

Paraclinique : CPK, dosage sanguin des anti-épileptiques

INFORMER ET EXPLIQUER AU PATIENT (COMP 6)

« Vous avez fait une crise d'épilepsie. Il va falloir prendre un traitement pour prévenir les récidives. »

« Certains facteurs peuvent en être à l'origine, nous allons essayer de les identifier afin de pouvoir les prendre en charge. »

PIEGES ET ASTUCES

Piège : la clinique de la crise d'épilepsie, un peu comme celle de l'AVC, peut être très variée : ne pas retenir uniquement l'impressionnante crise convulsive, mais bien avoir en tête que tous les neurones du corps humain (sensitifs, sensoriels ou moteurs) peuvent « bugger » et donner une crise focalisée

Astuce :

- → Chez l'enfant, l'administration d'anti-épileptique per os est contre-indiquée par le risque de fausse route (et l'effet retardé), la pose d'une voie veineuse est parfois très compliquée si le patient bouge ; on peut donc avoir recours à l'administration ***intra-rectale*** qui est rapidement efficace et sans risque
- → Chez l'adulte épileptique, la conduite automobile est déconseillée. Une visite à la préfecture de police est nécessaire

SYNTHESE : PRISE EN CHARGE INFIRMIERE

Diagnostic infirmier (Comp 1) : mouvements anormaux chez un patient épileptique connu; crise tonico-clonique, partielle ou absence

Conduite pratique infirmière (Comp 2) :

- → ***Mise en condition***
- → ***Rassurer le patient***
- → ***Protection du patient par la mise en PLS***
- → ***Libération des voies aériennes supérieures***
- → ***Préparation des anti-convulsivants d'action rapide***
- → ***Surveillance***

Accompagner une personne dans la réalisation de ses soins quotidiens (Comp 3) :

Prise en charge des complications de la crise : plaie après chute, désinfection, changement des pansements

Observance des thérapeutiques médicamenteuse

Surveillance (Comp 4) :

Conscience

Convulsions

Constantes

Dosage des anti-épileptiques

Mesures éducatives et préventives (Comp 5):

Observance régulière et constante

Sevrage alcoolique

Éviter la conduite automobile

Informer le patient (Comp 6):

Maladie chronique

Suivi médical régulier

Hygiène de vie

Conduites à risque: alcool, conduite automobile

21 RETENTION AIGUE D'URINES

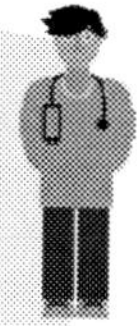

(Compétences 1, 2, 3, 4, 5 et 6)

SOS URGENCE PRATIQUE (COMP 1 ET COMP 2)

Suspecter (Comp 1) : envie douloureuse d'uriner sans y parvenir chez un patient agité

Agir (Comp 2) : sondage des urines vésicales

COMPRENDRE

Définition : ***impossibilité totale et brutale d'uriner*** malgré une envie douloureuse

Causes :

Chez un homme :

- → Hypertrophie Bénigne de la Prostate (HBP)
- → Prostatite
- → Cancer de la prostate

Chez une femme :

- → Cystite aiguë
- → Prolapsus

Communes aux 2 sexes :

- → Iatrogénie (morphiniques, neuroleptiques)
- → Trouble neurologique

CLINIQUE (COMP 1, COMP 4)

Interrogatoire (Comp 1) :

- Contexte socio-économique, familial et psychologique
- Antécédents : infections urinaires, pathologie prostatique, pathologie neurologique
- Allergies : antibiotiques
- Traitements : morphiniques, neuroleptiques

Signes cliniques (Comp 1) :

- Envie douloureuse et impérieuse d'uriner
- Globe vésical : voussure hypogastrique, matité sus-pubienne à la percussion
- Signes d'orientation étiologique :
  - Fièvre si infection
  - Touchers pelviens (rectal +/- vaginal)

Complications (Comp 4) :

Infection

Insuffisance rénale

PARACLINIQUE (COMP 4)

Biologie :

- Bilan étiologique : bandelette urinaire +/- ECBU, dosage des ***PSA*** (Prostate Specific Antigen)
- Bilan des complications : ionogramme sanguin, urée, créatinine

Morphologie : échographie réno-vésico-prostatique

TRAITEMENT (COMP 2 ET COMP 4)

Modalités thérapeutiques (Comp 2) :

Mise en condition :

→ Repos au lit

→ Rassurer le patient

→ Pose d'une VVP

Drainage des urines en urgence : voir fiche sondage urinaire

→ Par sondage vésical (acte infirmier)

→ Par cathétérisme sus-pubien (acte médical)

→ Prévention des complications :

- ***Clampage à 500 mL*** pour éviter l'hémorragie a vacuo
- ***Hydratation*** IV pour prévenir le syndrome de levée d'obstacle

Traitement antalgique

Traitement étiologique :

→ Hypertrophie Bénigne de la Prostate (HBP) :

- Médicaments : a-bloquant ou inhibiteur de la 5a-réductase
- Endoscopique : résection trans-uréthrale de prostate (RTUP)

→ Prostatite : antibiotiques

→ Iatrogénie : adaptation du traitement

Prise en charge des complications :

→ Antibiothérapie si infection

→ Épuration extra-rénale si insuffisance rénale majeure

Surveillance (Comp 4) :

Clinique : douleur, diurèse (quantité et aspect des urines), fièvre

Paraclinique : bilan rénal sanguin, ECBU

INFORMER ET EXPLIQUER AU PATIENT (COMP 6)

« Vous faites une rétention d'urines : les urines restent bloquées dans la vessie sans que vous puissiez les évacuer. »

« Nous allons sonder votre vessie pour vous soulager. »

« Dans un second temps, il faudra tenter de comprendre et traiter la cause de cette rétention. »

PIEGES ET ASTUCES

Piège : chez un patient en rétention aiguë d'urines, le fait qu'il arrive à évacuer spontanément un petite quantité d'urine ne doit pas forcément remettre en cause le diagnostic. Il s'agit peut être de ***mictions par regorgement*** qui témoigne que la vessie est pleine

Astuce : ne pas confondre rétention aiguë d'urines avec la ***rétention vésicale chronique*** du sujet âgé. La vessie n'est pas tendue (pas dure à la palpation), pas de sensation d'impossibilité d'uriner mais le retentissement hémodynamique et rénal est tout aussi sérieux ; il faut donc aussi drainer ces vessies

SYNTHESE : PRISE EN CHARGE INFIRMIERE

Diagnostic infirmier (Comp 1) : envie douloureuse d'uriner sans y parvenir chez un patient agité chez un patient poly-médicamenté ou avec une pathologie pelvienne connue

Conduite pratique infirmière (Comp 2) :

→ ***Mise en condition***

→ ***Rassurer le patient***

→ ***Sondage des urines vésicales avec clampage à 500 cc et compensation des pertes par hydratation IV***

→ ***Surveillance***

Accompagner une personne dans la réalisation de ses soins quotidiens (Comp 3):

Soins de sonde urinaire

Kinésithérapie pelvienne

Observance des traitements

Surveillance (Comp 4):

Diurèse

Douleur

Constantes

Bilan rénal

Mesures éducatives et préventives (Comp 5):

Observance médicamenteuse

Suivi médical régulier

Hygiène de vie

Informer le patient (Comp 6):

Mécanisme de la pathologie

Traitement étiologique et prise en charge globale

Modification du traitement chez un patient âgé qui prend plus de 4 médicaments par jour

22 POLYTRAUMATISME

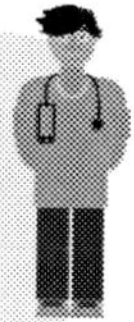

(Compétences 1, 2, 3, 4, 5 et 6)

SOS URGENCE PRATIQUE (COMP 1 ET COMP 2)

Suspecter (Comp 1) : ***accident à cinétique élevée*** chez un patient dont l'état général est altéré

Agir (Comp 2) : prise en charge pré-hospitalière puis hospitalière des urgences vitales (état de choc, défaillance d'organe)

COMPRENDRE

Définition : Au moins 2 lésions , internes ou externes, dont une au moins peut engager le pronostic vital

Causes :

- → Accident de la Voie Publique (AVP)
- → Accident du travail
- → Accident sportif
- → Tentative de suicide (chute de grandes hauteurs)
- → Blessure par arme

CLINIQUE (COMP 1, COMP 4)

Interrogatoire (Comp 1) :

- → Antécédents : maladies, traumatismes
- → Statut vaccinal anti-tétanique
- → Allergies

→ Traitements: aspirine, héparine, AVK
→ Circonstances de l'accident: heure, cinétique
→ Heure du dernier repas

Signes cliniques (Comp 1):

Bilan des lésions:

→ Traumatisme crânien : confusion, céphalée, plaie du scalp, toucher rectal
→ Traumatisme osseux : membre déformé, fracture ouverte, lésion du rachis cervical
→ Traumatisme thoracique : dyspnée, contusion ou plaie du thorax
→ Traumatisme abdominal : plaie abdominale, défense ou contracture abdominale

Signes de gravité:

→ Hémodynamiques = signes de choc
→ Respiratoires: polypnée, désaturation
→ Neurologiques: troubles de la conscience, coma

Complications (Comp 4) :

Infection

Paraplégie / Hémiplégie

Choc hémorragique

Coma

PARACLINIQUE (COMP 4)

Biologie:

→ Bilan des lésions: NFS, VS, CRP, bilan hépatique, bilan rénal, gaz du sang, lactates, bilan de coagulation
→ Bilan pré-transfusionnel: groupe ABO, Rh, RAI
→ bhCG chez un femme en âge de procréer (recherche de grossesse)

Morphologie:

Systématiquement:

- → Radiographies du rachis complet, thorax et bassin à la recherche de fractures, contusion pulmonaire ou foyer pulmonaire d'inhalation
- → ***Fast-écho*** = échographie abdominale pleurale et péricardique à la recherche d'une hémorragie interne

Si patient stable hémodynamiquement: scanner corps entier

TRAITEMENT (COMP 2 ET COMP 4)

Modalités thérapeutiques (Comp 2):

Avant l'arrivée de l'unité médicalisée; faire un «PAS»:

- → Protéger: sécuriser la zone de l'accident
- → Alerter: appeler de l'aide et le SAMU (15)
- → Secourir:
  - Couvrir le patient pour prévenir l'hypothermie
  - Le rassurer
  - Ne pas mobiliser seul un polytraumatisé

Prise en charge pré-hospitalière par le SAMU:

- → Mise en condition:
  - Respect de l'axe tête-cou-tronc
  - Pose d'un collier cervical et d'un matelas coquille
  - Scope cardio-tensionnel continu
  - Glycémie capillaire
  - Libération des VAS, oxygénothérapie
  - Pose de 2 VVP de bon calibre

- → Prise en charge d'une urgence vitale:
  - Coma: intubation oro-trachéale
  - Choc hémorragique : remplissage vasculaire et utilisation d'amines si insuffisant, transfusion de PSL
  - Détresse respiratoire aiguë: oxygénothérapie et intubation
- → Traitement spécifique si possible:
  - Immobilisation d'une fracture dans une attelle
  - Si foyer hémorragique : hémostase locale par pansement compressif, garrot, suture hémostatique
  - Si pneumothorax compressif : exsufflation à l'aiguille en urgence
- → Traitement antalgique fonction de l'EVA : morphiniques si besoin
- → Correction d'une hypoglycémie si nécessaire
- → Prévention de l'hypothermie par couverture chauffante
- → Transfert en urgence vers un centre hospitalier adapté

Bilan lésionnel en urgence

Prise en charge hospitalière en unité de réanimation:

- → Mise en condition:
  - Intubation oro-trachéale si non déjà faite
  - Pose d'une voie veineuse ventrale
  - Pose d'un cathéter artériel
  - Sondage naso-gastrique et urinaire
- → Traitements symptomatiques:
  - Remplissage vasculaire
  - Amines vasopressives (adrénaline, noradrénaline)
  - Transfusion de PSL: CP, CGR

→ Traitements spécifiques selon l'urgence et la gravité : chirurgie neurologique, digestive, vasculaire, orthopédique ...

→ Mesures associées :
- Traitement antalgique
- Vaccination anti-tétanique si besoin
- Antibiothérapie si nécessaire

→ Prévention des complications de décubitus :
- Escarres : matelas adapté et changements de position régulier si possible
- Phlébite / Embolie pulmonaire : bas de contention et héparinothérapie préventive

→ Prévention des complications de réanimation :
- Ulcère de stress : oméprazole IV
- Dépression : soutien psychologique
- Infection nosocomiale : hygiène stricte, soins de sonde, pansements
- Dénutrition : nutrition entérale puis parentérale

Surveillance (Comp 4) :

Clinique : GCS, scope, douleur, diurèse, cicatrices de chirurgie

Paraclinique :

NFS, GDS, lactates, bilan hépatique et rénal, bilan de coagulation

Imagerie des lésions

INFORMER ET EXPLIQUER AU PATIENT (COMP 6)

« Vous avez été victime d'un grave accident, nous avons dû vous transporter à l'hôpital, dans un service de réanimation. »

« Nous prenons en charge toutes vos lésions. »

« Votre famille est au courant, ils sont présents et nous leur avons expliqués votre situation. »

PIEGES ET ASTUCES

Piège : mobiliser un polytraumatisé sous prétexte qu'il ne souffre pas des cervicales ! Toujours considérer qu'un polytraumatisé a des lésions vertébrales jusqu'à preuve du contraire. ***Le respect de l'axe tête-cou-tronc est un pilier de la prise en charge***, il peut permettre de ne pas aggraver certaines lésions neurologiques périphériques et éviter une paraplégie à un patient qui dans l'aigu ne ressent pas de douleur à ce niveau-là

Astuce : ***ne pas oublier d'informer la famille*** dans une situation extrême telle le polytraumatisé. Les informer, leur expliquer, les rassurer et prendre le temps pour eux aussi. Le secret médical n'est pas opposable dans une situation d'urgence comme celle-là, et le soutien de la famille est une donnée importante pour le bien-être des patients. La prise en charge des familles incombe aussi aux soignants et est très présente en réanimation

SYNTHESE : PRISE EN CHARGE INFIRMIERE

Diagnostic infirmier (Comp 1):

Accident à cinétique élevée avec altération de l'état général manifeste, hémorragies et/ou déformations de membres évidentes

Conduite pratique infirmière (Comp 2):

- → ***Mise en condition***
- → ***Collaboration médecin - infirmière***
- → ***Rassurer le patient***
- → ***Libération des voies aériennes supérieures***
- → ***Voies d'abord***
- → ***Protection du patient: le couvrir, respect de l'axe tête-cou-tronc***
- → ***Glycémie capillaire systématique et correction si besoin***
- → ***Traitement antalgique selon l'évaluation de la douleur***

→ *Sondage gastrique et urinaire*

→ *Préparation des amines vasopressives si état de choc*

→ *Anticipation de la commande de produits sanguins labiles si perte de sang massive suspectée*

→ *Surveillance pendant le transport*

Accompagner une personne dans la réalisation de ses soins quotidiens (Comp 3):

Soins locaux des plaies

Kinésithérapie motrice

Réeducation

Soutien psychologique

Surveillance (Comp 4):

Douleur

Constantes

Cicatrices

Bilan des lésions organiques

Mesures éducatives et préventives (Comp 5):

Prévention des récidives

Mise à jour de la vaccination anti-tétanique

Informer le patient (Comp 6):

Sur l'accident lui-même

Sur les risques de complication à moyen et long terme

Sur les possibles séquelles et moyens de lutte

Et sa famille!

23 BRULURES

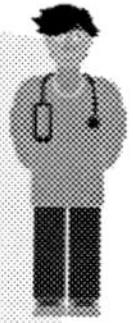

(Compétences 1, 2, 3, 4, 5 et 6)

SOS URGENCE PRATIQUE (COMP 1 ET COMP 2)

Suspecter (Comp 1) : en général évident, avoir à l'esprit qu'il n'y a pas que le feu qui brûle ...

Agir (Comp 2) : limiter l'extension et prévenir le risque de déshydratation

COMPRENDRE

Définition : ***agression de la peau d'origine thermique chimique ou électrique***

Causes : le plus souvent des accidents :

- → Incendie
- → Accident de travail : produits chimiques
- → Accident domestique : eau chaude, bougies, gaz de cuisine ...

CLINIQUE (COMP 1, COMP 4)

Interrogatoire (Comp 1) :

- → Antécédents : épisodes similaires, trouble psychiatrique
- → ***Statut vaccinal anti-tétanique***
- → Allergies : antibiotiques, crèmes
- → Traitements
- → Circonstances de l'accident

- → Type de brûlure
- → Délai depuis l'accident et heure du dernier repas

Signes cliniques (Comp 1):

Évaluer la profondeur des lésions:

- → 1er degré : ***érythème*** (rougeur cutanée) douloureux, guérison spontanée
- → 2nd degré :
  - Superficiel : ***phlyctène*** (bulle) sur fond érythémateux, très douloureux
  - Profond : aspect blanc ou rosé, diminution de la sensibilité, cicatrisation possible mais longue
- → 3ème degré : nécrose cutanée (aspect noir). Indolore. Pas de cicatrisation possible

Évaluer l'étendue des lésions:

- → Règle des 9 de Wallace sur la surface corporelle :
  - Tête = 9 %
  - Thorax = 9 %
  - Abdomen = 9 %
  - Dos = 18 %
  - Bras = 9 %
  - Jambe = 18 %
  - Organes génitaux externes = 1 %
- → Une autre façon d'évaluer la superficie d'une brûlure est de considérer qu'une paume de main correspond à 1 % de surface corporelle

Signes de gravité:

- → Brûlure > 20 % de la surface corporelle
- → Hémodynamiques: signes de choc
- → Respiratoires: désaturation, polypnée
- → Neurologiques: troubles de la conscience, coma

Complications (Comp 4):

- → Étranglement
- → Ischémie d'un membre
- → Déshydratation par perte cutanée d'eau
- → Dénutrition par fuite de protéïnes
- → Inhalation de fumée et brûlure pulmonaire
- → Infection: la peau est la principale barrière physique à l'entrée des bactéries
- → Douleur
- → Séquelles esthétiques
- → Séquelles fonctionnelles (rétractions cutanées et enraidissement articulaire)

PARACLINIQUE (COMP 4)

Biologie:

Bilan du terrain: NFS, TP, TCA, bilan rénal et hépatique

Bilan des complications:

- → Infection d'une plaie: prélèvements bactériologiques
- → Pneumopathie: GDS, lactates
- → Dénutrition: albumine, protéïnes

Morphologie:

ECG

Radiographie de thorax

TRAITEMENT (COMP 2 ET COMP 4)

Modalités thérapeutiques (Comp 2):

Sur le lieu de l'accident:

- → Protéger le patient: sécuriser l'environnement
- → Prévenir l'extension des brûlures: poser des linges humides
- → Prévenir les complications générales: couvrir les brûlures avec des linges stériles
- → Mise en condition: informer et rassurer le patient
  - Scope cardio-tensionnel
  - Libération des voies aériennes supérieures, oxygénothérapie
  - Pose de 2 VVP de bon calibre en peau saine et hydratation abondante en prévention de la déshydratation

Transport vers un centre de soin adapté

Traitement spécifique des brûlures: rôle majeur de l'IDE

- → Soins d'hygiène: nursing primordial pour éviter la sur-infection des plaies
- → Pansements et soins locaux adaptés au stade de la cicatrisation:
  - À réaliser dans des conditions stériles
  - Sous couvert d'un traitement antalgique
  - Fréquence de changement des pansements dépend de l'aspect des plaies

Traitement des complications:

- → Chirurgie si nécessaire (greffe de peau)
- → Hydratation abondante par ringer-lactate IV pour lutter contre l'hypovolémie
- → Intubation et ventilation mécanique si nécessaire
- → Nutrition (par-)entérale

Mesures associées :

- → Traitement antalgique adapté à la douleur (***EVA***)
- → Soutien psychologique
- → Hygiène stricte
- → Vaccination anti-tétanique

Prévention des complications de la réanimation :

- → Ulcère de stress : oméprazole IV
- → Infection nosocomiale : hygiène stricte
- → Carences : supplémentation vitaminique, alimentation (par) entérale

Prévention des complications de l'immobilisation :

- → Escarres : matelas adapté, changements de position réguliers
- → Phlébite et Embolie Pulmonaire : bas de contention, héparinothérapie préventive

Multi-disciplinarité :

- → Kinésithérapeute : lutte contre les rétractions tendineuses
- → Diététicienne : lutte contre la dénutrition
- → Psychologue : soutien psychologique
- → Aides soignantes : soins de nursing

<u>Surveillance (Comp 4)</u> :

Clinique : aspect des brûlures, fièvre, douleur (EVA), scope

Paraclinique : bilan inflammatoire, bilan nutritionnel, prélèvements locaux si besoin

INFORMER ET EXPLIQUER AU PATIENT (COMP 6)

« Vous présentez des brûlures graves. La cicatrisation risque d'être longue et va nécessiter beaucoup de soins. »

« Il est important que vous n'ayez pas mal, raison pour laquelle on vous donne des antalgiques. Il faut nous dire s'ils sont efficaces ou pas afin qu'on les adapte. »

PIEGES ET ASTUCES

Piège : ***évaluer et réévaluer la douleur du patient par l'EVA toutes les heures au début***

Astuce : ***toujours hydrater un brûlé*** pour prévenir la déshydratation

LE GESTE PRATIQUE (COMP 2) : LE PANSEMENT STERILE

Matériel :

Tenue : gants stériles, masque, charlotte et champ de table

Pour le nettoyage de la brûlure :

→ Kit pansement : pinces, cupules, tampons, bistouri
→ Solution antiseptique
→ Sérum physiologique
→ Compresses stériles

Pour le traitement de la plaie : produits adaptés au stade

Pour le pansement :

→ Filets ou bandes
→ Compresses stériles
→ Ruban adhésif

Pour l'élimination des déchets :

→ Container pour objets contondants
→ Poubelles jaune et noire

Méthode:

Patient informé, rassuré

Antalgie efficace avant le soin: MEOPA, perfusion d'antalgiques

Se laver les mains

Préparer le matériel:

- → Placer le champ stérile de table
- → Ouvrir le kit pansement et étaler les instruments sur le champ
- → Remplir les compartiments du kit avec le désinfectant et le sérum physiologique

Enlever le pansement précédent

S'habiller en stérile

Nettoyer la plaie:

- → En 3 temps:
  - Antiseptique
  - Rinçage au sérum physiologique
  - Séchage avec les compresses stériles sèches
- → Respecter le temps de pause de chaque produit
- → Toujours aller du propre au plus sale
- → Ne jamais repasser 2 fois au même endroit avec la même compresse

Demander au médecin s'il veut voir la plaie avant de refaire le pansement

Appliquer un traitement local si prescrit

Refaire le pansement:

- → Couvrir la plaie de compresses stériles
- → Couvrir les compresses d'un pansement occlusif

Éliminer les déchets

Enlever les gants

Se laver les mains

Consigner les soins dans le dossier de transmissions

SYNTHESE : PRISE EN CHARGE INFIRMIERE

Diagnostic infirmier (Comp 1):

Brûlure thermique chimique ou électrique dans un contexte en général évident, avec des lésions cutanées élémentaires à type d'érythème ou de phlyctène

Réaction post-traumatique

Conduite pratique infirmière (Comp 2):

→ ***Mise en condition***

→ ***Rassurer le patient***

→ ***Protéger le patient et son entourage***

→ ***Couvrir les brûlures avec des linges stériles***

→ ***Hydratation abondante***

→ ***Évaluation de la douleur et traitement antalgique adpaté***

→ ***Mise à jour de la vaccination anti-tétanique***

Accompagner une personne dans la réalisation de ses soins quotidiens (Comp 3):

Soins locaux des plaies : désinfection et changements de pansement

Kinésithérapie motrice de lutte contre les raideurs articulaires

Soutien psychologique

Surveillance (Comp 4):

Douleur

Constantes

État d'hydratation

Mesures éducatives et préventives (Comp 5): hydratation

Informer le patient (Comp 6):

Risque de déficit du volume liquidien ou d'infection

Risque de déficit nutritionnel

Cicatrisation longue

24 INTOXICATION ALCOOLIQUE AIGUE

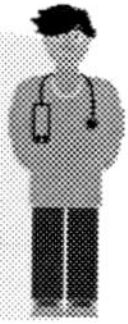

(Compétences 1, 2, 3, 4, 5 et 6)

SOS URGENCE PRATIQUE (COMP 1 ET COMP 2)

Suspecter (Comp 1) : ***haleine oenolique*** (d'alcool) chez un patient éthylique chronique ou non

Agir (Comp 2) : prise en charge du patient comateux si coma éthylique

COMPRENDRE

Définition : ***ingestion massive et rapide d'alcool***

Causes : alcoolisation aiguë (festive) ou alcoolisme chronique

CLINIQUE (COMP 1, COMP 4)

Interrogatoire (Comp 1) :

→ Contexte socio-économique familial et psychologique
→ Antécédents : alcoolisme, tabagisme et autres addictions, tentatives de sevrage
→ Allergies
→ Traitements
→ Contexte de l'alcoolisation
→ Notion de chute, traumatisme crânien, plaies
→ Prise de toxiques associée

Signes cliniques (Comp 1):

Intoxication simple:

→ Confusion
→ Yeux rouges
→ Haleine oenolique (odeur d'alcool)
→ Vomissements
→ Incoordination motrice

Intoxication pathologique:

→ Hallucinations, délires, hétéro- ou auto-agressivité
→ Convulsions
→ Coma éthylique

Complications (Comp 4) :

→ Pneumopathie d'inhalation sur vomissement
→ Hypoglycémie
→ Traumatisme sur chute (traumatisme crânien)

PARACLINIQUE (COMP 4)

Biologie:

→ Systématiquement: ***glycémie capillaire***
→ Bilan diagnostique: alcoolémie
→ En fonction de la clinique : ionogramme sanguin, dosage des toxiques

Morphologie: en fonction de la clinique

→ ECG
→ Radiographie de thorax
→ Scanner cérébral

TRAITEMENT (COMP 2 ET COMP 4)

Modalités thérapeutiques (Comp 2):

Mise en condition:

- → Arrêt de la consommation d'alcool
- → Repos au lit strict, à jeun
- → Scope continu
- → Libération des VAS +/- canule de Guédel
- → Oxygénothérapie aux lunettes si besoin
- → Mise en PLS si trouble de la conscience
- → Pose d'une VVP
- → Contention physique uniquement si agitation ou agressivité, sur prescription médicale

En cas d'intoxication simple:

- → Hospitalisation de courte durée
- → Hydratation IV par sérum glucosé
- → Surveillance

En cas d'intoxication compliquée:

- → Admission en soins intensifs / réanimation
- → Rassurer le patient
- → Pose de 2 VVP de bon calibre
- → Réhydratation et administration de sérum glucosé
- → Convulsions: anti-convulsivant IV
- → Coma: intubation trachéale avec ventilation mécanique
- → Pneumopathie d'inhalation: antibiothérapie
- → Hypoglycémie: sérum glucosé G 30% IV

Prévention du syndrome de sevrage et des encéphalopathies :

- → ***Hydratation abondante : au moins 2L par jour***
- → ***Vitaminothérapie B1, B6, PP PO ou IV selon la clinique***
- → ***Benzodiazépine de courte durée d'action***

Surveillance (Comp 4) :

Clinique : scope, GCS, signes d'imprégnation alcoolique

Paraclinique : glycémie capillaire

INFORMER ET EXPLIQUER AU PATIENT (COMP 6)

« Vous avez bu trop d'alcool et cela peut être dangereux pour vous ou votre entourage. C'est pour ça que l'on va vous garder en surveillance à l'hôpital. »

« Si cette situation arrive souvent, des solutions existent et des professionnels peuvent vous aider à envisager un sevrage. »

PIEGES ET ASTUCES

Piège : réévaluer assez fréquemment en stimulant les patients en « dégrisement », sinon il est difficile de faire la part des choses entre un simple sommeil et un état comateux ... N'ayez pas peur de les réveiller, c'est pour leur bien !

Astuce : les réveiller, parfois tâche très difficile face à des récalcitrants. ***Frotter leur sternum avec son poing ou leur ongle avec votre doigt*** est très désagréable, essayez sur vous ! S'ils ne réagissent pas à ces manœuvres, commencez à vous inquiéter !

SYNTHESE : PRISE EN CHARGE INFIRMIERE

Diagnostic infirmier (Comp 1) : haleine oenolique chez un patient alcoolique chronique ou dans le cadre d'une alcoolisation aiguë

Conduite pratique infirmière (Comp 2) :

→ *Mise en condition*

→ *Rassurer le patient*

→ *Protection des voies aériennes supérieures*

→ *Oxygénothérapie*

→ *Mise en PLS si troubles de la conscience*

→ *Glycémie capillaire systématique et supplémentation par du sérum glucosé si nécessaire*

→ *Hydratation abondante*

→ *Supplémentation vitaminique*

→ *Surveillance*

Accompagner une personne dans la réalisation de ses soins quotidiens (Comp 3) :

Soins locaux de plaie complicant l'intoxication

Aide au sevrage alcoolique

Soutien psychologique

Surveillance (Comp 4) :

Conscience

Constantes

Glycémie capillaire

Mesures éducatives et préventives (Comp 5) :

Sevrage alcoolique

Dépistage et sevrage des addictions associées

Soutien psychiatrique

Informer le patient (Comp 6) :

Risques et complications de l'alcoolisme

Possibilité de prise en charge médicale

25 INTOXICATION MEDICAMENTEUSE

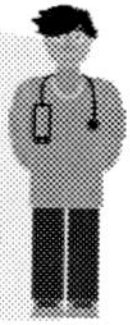

(Compétences 1, 2, 3, 4, 5 et 6)

SOS URGENCE PRATIQUE (COMP 1 ET COMP 2)

Suspecter (Comp 1) : patient retrouvé avec des médicaments à disposition, connu ou non pour des troubles psychiatriques

Agir (Comp 2) : traitement d'un état de choc

COMPRENDRE

Définition : ***ingestion en quantité très importante de médicaments*** à effets indésirables potentiellement graves

Causes :

- → Intoxication volontaire (la plupart des cas) : tentative de suicide
- → Intoxication involontaire : enfant ou personne âgée

CLINIQUE (COMP 1, COMP 4)

Interrogatoire (Comp 1) :

- → Contexte socio-économique familial et psychologique
- → Antécédents : tentative de suicide, psychiatrique, anxiété
- → Allergies
- → Traitements ; faire l'inventaire des médicaments à disposition :
  - Prescriptions
  - Armoire à pharmacie
  - Traitements des proches

- Interrogatoire « policier » des proches :
  - Heure supposée de l'intoxication
  - Médicaments pris et quantités supposées
  - Mélange avec d'autres médicaments ou d'autres drogues

Signes cliniques (Comp 1) : très variables

- Troubles de la conscience : de la confusion au coma
- Signes de gravité :
  - Hémodynamiques : hypotension, tachycardie, oligurie
  - Neurologiques : coma, asymétrie ou aréfléctivité pupillaire
  - Respiratoires : désaturation, polypnée

Complications (Comp 4) :

- Pneumopathie d'inhalation
- Syndrome de défaillance multi-viscérale : hépatique et/ou rénal

PARACLINIQUE (COMP 4)

Biologie :

- Bilan diagnostique : dosage sanguin et urinaire des toxiques
- Bilan des complications : NFS, VS/CRP, GDS, lactates, bilan hépatique et rénal

Morphologie : radiographie de thorax

TRAITEMENT (COMP 2 ET COMP 4)

Modalités thérapeutiques (Comp 2) :

Appeler les secours : SAMU, pompiers

Transport du patient vers une unité de réanimation

Mise en condition :

→ Patient allongé en PLS
→ Scope cardio-tensionnel continu
→ Libération des VAS, oxygénothérapie au masque
→ Pose de 2 VVP de bon calibre

Traitement d'un état de choc:

→ Remplissage par cristalloïdes ou colloïdes
→ Si remplissage insuffisant: utilisation d'amines

Prise en charge d'un coma: intubation trachéale

Augmenter l'élimination des toxiques:

→ Hydratation
→ Diurétiques voir dialyse

Traitement spécifique de la cause:

→ Antidote si possible:
  - Benzodiazépine => flumazénil
  - Morphine => naloxone
  - Paracétamol => N-acétyl-cystéine
  - Anti-vitamine K => vitamine K
→ Si intoxication < 1 heure:
  - Charbon activé si substance carbo-absorbable
  - Lavage gastrique

Surveillance (Comp 4) :

Clinique: scope, GCS

Paraclinique: ECG, toxiques, lactates, CRP, GDS

INFORMER ET EXPLIQUER AU PATIENT (COMP 6)

« Les médicaments que vous avez pris sont dangereux à cette dose. Heureusement que l'on vous a pris en charge assez tôt. »

« Vous devez traverser une période difficile mais il existe d'autres moyens moins dangereux pour la surmonter. »

« Un médecin psychiatre va vous apporter l'aide qui vous est nécessaire. »

PIEGES ET ASTUCES

Piège: ***n'utiliser le flumazénil qu'en cas de mono-intoxication*** certaine; risque de convulsions si poly-intoxication

Astuce : les proches du patient sont d'une aide précieuse pour préciser une intoxication. Ne pas hésiter à les solliciter!

ZOOM : INTOXICATION AU PARACETAMOL

Épidémiologie:

- → Intoxication fréquente chez l'adulte (volontaire) et chez l'enfant (involontaire)
- → La dose toxique est de 8 g chez l'adulte et 150 mg/kg chez l'enfant
- → La principale toxicité est hépatique avec risque d'hépatite fulminante engageant le pronostic vital

Clinique:

- → Douleurs abdominales
- → Nausées
- → Ictère (coloration jaune de la peau et des muqueuses)
- → Confusion voire coma

Biologie:

- → Bilan hépatique perturbé (cytolyse, cholestase)
- → Paracétamolémie

Traitement :

- Lavage gastrique dans les 2 premières heures
- N-acétyl-cystéïne en fonction de la paracétamolémie
- Transplantation hépatique en dernier recours

SYNTHESE : PRISE EN CHARGE INFIRMIERE

Diagnostic infirmier (Comp 1) : contexte favorable avec boites de médicaments vides retrouvées chez un patient avec notion de troubles psychiatriques connus

Conduite pratique infirmière (Comp 2) :

- ***Mise en condition***
- ***Rassurer le patient***
- ***Protection des voies aériennes supérieures***
- ***Oxygénothérapie***
- ***Hydratation***
- ***Préparation des antidotes***
- ***Surveillance***

Accompagner une personne dans la réalisation de ses soins quotidiens (Comp 3) :

Soins de sonde gastrique si posée

Soutien psychologique

Surveillance (Comp 4) :

Conscience

Constantes

Prise de toxiques

Mesures éducatives et préventives (Comp 5) :

Prise en charge psychiatrique

Association de patients

Informer le patient (Comp 6) :

Sur l'acte lui-même

Risque de déficit ou excès liquidien

Risque d'altération des opérations de la pensée

26 INTOXICATION AU MONOXYDE DE CARBONE

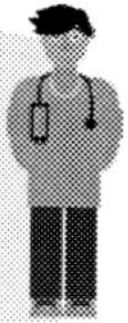

(Compétences 1, 2, 3, 4, 5 et 6)

SOS URGENCE PRATIQUE (COMP 1 ET COMP 2)

Suspecter (Comp 1) : ***incendie ou chauffage dans des conditions insalubres***

Agir (Comp 2) : oxygénothérapie au Masque Haute Concentration

COMPRENDRE

Définition : le monoxyde de carbone (CO) est un gaz inodore et incolore produit lors de la combustion de matériaux. Inhalé, il prend la place de l'oxygène sur l'hémoglobine car son affinité est 200 fois supérieure, et entraîne une diminution du transport d'oxygène vers les organes

Causes :

- → Intoxication collective (cas groupés)
- → Incendie
- → En hiver dans des habitats où le chauffage est défectueux

CLINIQUE (COMP 1, COMP 4)

Interrogatoire (Comp 1) :

- → Contexte socio-économique familial et économique
- → Antécédents : grossesse, pathologie cardiaque
- → Allergies
- → Circonstances : type d'habitation, mode de chauffage (charbon, gaz...), cas similaires dans l'entourage

Signes cliniques (Comp 1):

- → Neurologiques : céphalées, vertiges, troubles de la conscience
- → Digestifs : nausées, vomissements
- → Cutanés : peau rouge vif
- → Cardio-vasculaires : douleur thoracique
- → Signes de gravité :
  - Terrain : femme enceinte, pathologie cardiaque
  - Neurologiques : coma
  - Hémodynamiques : signes de choc
  - Respiratoires : désaturation, polypnée

Complications (Comp 4) :

État de choc

Insuffisance respiratoire aiguë

Séquelles neurologiques : amnésie, syndrome parkinsonien

PARACLINIQUE (COMP 4)

Biologie:

- → Bilan diagnostique : dosage de la carboxy-hémoglobine = hémoglobine liée au CO (intoxication si > 10%)
- → Bilan des complications : NFS, GDS

Morphologie:

ECG

Radiographie de thorax

TRAITEMENT (COMP 2 ET COMP 4)

Modalités thérapeutiques (Comp 2):

À l'endroit de l'intoxication:

- Extraire le patient de l'environnement à risque
- Mettre en sécurité toutes les personnes concernées
- Rassurer le patient
- Arrêter la source de CO
- Scope cardio-tensionnel et saturomètre
- Libération des VAS
- Pose d'une VVP
- Prise en charge d'une urgence :
  - État de choc: remplissage +/- d'amines
  - Coma: mettre en PLS
- Débuter une oxygénothérapie au Masque Haute Concentration

Transport vers les urgences

Traitement spécifique de l'intoxication au CO:

- ***Oxygénothérapie***: débit à adapter mais en général > 10 L/min
- Caisson hyperbare si signes de gravité

Surveillance (Comp 4) :

Clinique: état général, scope, séquelles neurologiques

Paraclinique: ECG, NFS, radiographie de thorax

INFORMER ET EXPLIQUER AU PATIENT (COMP 6)

« Vous avez été intoxiqué au monoxyde de carbone. Cela peut être grave. »

« Nous allons vous traiter mais pour prévenir les récidives, vous allez devoir réparer votre chauffage. »

PIEGES ET ASTUCES

Piège : le monoxyde de carbone est présent un peu partout dans l'air avec toute la pollution qui contamine nos villes. Un tabagique aura probablement une carboxy-hémoglobine élevée

Astuce : l'oxygène est bien évidemment LE traitement de l'intoxication au CO. Il faut que le patient en inspire le plus possible afin d'éliminer le CO et retrouver une SpO2 normale

SYNTHESE : PRISE EN CHARGE INFIRMIERE

Diagnostic infirmier (Comp 1) :

Incendie ou chauffage mal entretenu

Dégagement inefficace des voies respiratoires

Anxiété

Conduite pratique infirmière (Comp 2) :

- → ***Mise en condition***
- → ***Sécuriser et rassurer tous les patients***
- → ***Oxygénothérapie au masque haute concentration***

Accompagner une personne dans la réalisation de ses soins quotidiens (Comp 3) : soins locaux

Surveillance (Comp 4) : constantes

Mesures éducatives et préventives (Comp 5) : mise aux normes du chauffage et entretien

Informer le patient (Comp 6) :

Risque de perturbation des échanges gazeux

Mesures d'hygiène à prendre

27 HYPERKALIEMIE

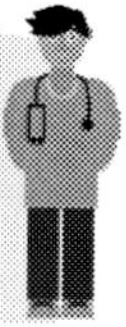

(Compétences 1, 2, 3, 4, 5 et 6)

SOS URGENCE PRATIQUE (COMP 1 ET COMP 2)

Suspecter (Comp 1) : anomalies caractéristiques de l'ECG chez un patient qui prend des médicaments hyperkaliémiants

Agir (Comp 2) : normaliser la kaliémie car les troubles du rythme cardiaque induits peuvent être mortels

COMPRENDRE

Définition : augmentation de la concentration de potassium dans le sang > 5 mmol/L

Causes :

Augmentation des apports : erreur médicale ou diététique

Diminution de l'élimination de potassium par les reins :

- → Insuffisance rénale aiguë
- → Insuffisance rénale chronique
- → Insuffisance surrénale
- → Iatrogénie : IEC, ARA2

Transfert de potassium dans le milieu vasculaire :

- → Acidose
- → Lyse (= destruction) massive de cellules :
  - Musculaires = rhabdomyolyse
  - Tumorales = syndrome de lyse
  - Sanguines = hémolyse

CLINIQUE (COMP 1, COMP 4)

Interrogatoire (Comp 1):

→ Contexte socio-économique familial et psychologique
→ Antécédents: insuffisance rénale, diabète
→ Allergies
→ Traitements hyperkaliémiants: IEC, diurétiques

Signes cliniques (Comp 1): aucun si hyperkaliémie modérée

Complications (Comp 4) : si hyperkaliémie majeure ;

→ Troubles du rythme cardiaque
→ Troubles neuro-musculaires: paresthésies des extrémités
→ Acidose métabolique

PARACLINIQUE (COMP 4)

Biologie:

→ Bilan diagnostique: kaliémie prélevée sans garrot
→ Bilan étiologique: bilan rénal, gaz du sang, glycémie capillaire

Morphologie: *ECG*

TRAITEMENT (COMP 2 ET COMP 4)

Modalités thérapeutiques (Comp 2):

Transfert en réanimation si:

→ Signes électrocardiographiques d'hyperkaliémie (voir zoom)
→ Hyperkaliémie menaçante > 6,5 mmol/L

Mise en condition :

- Scope continu : ECG, FC, FR, TA, SpO2
- Installer le patient en décubitus dorsal
- Voie veineuse périphérique de bon calibre

Traitement protecteur cardiaque : gluconate de calcium IV en urgence

Diminution de la kaliémie rapidement et par tous les moyens :

- Diminuer l'absorption digestive de potassium : résine échangeuse d'ions (kayexalateÒ)
- Faire entrer le potassium dans les cellules :
  - Insuline + glucose
  - Bicarbonate de sodium molaire IV sauf si OAP
  - b-mimétiques en aérosols
- Épuration extra-rénale si inefficacité des traitements précédents

Traitement de la cause de l'hyperkaliémie :

- Prise en charge d'un rhabdomyolyse
- Adaptation ou arrêt d'un traitement hyperkaliémiant
- Prise en charge d'un diabète
- Épuration extra-rénale ou transplantation rénale si insuffisance rénale

Surveillance (Comp 4) :

Clinique : état général, scope, ECG, paresthésies

Paraclinique : kaliémie, gaz du sang

INFORMER ET EXPLIQUER AU PATIENT (COMP 6)

« Vous avez trop de potassium dans le sang. Il faut impérativement le faire redescendre avant que des troubles du rythme cardiaque n'apparaissent. »

« En parallèle, nous essayons de comprendre l'origine de cette hausse pour éviter les récidives en prenant les mesures nécessaires. »

PIEGES ET ASTUCES

Piège : ne surtout pas donner de bicarbonate molaire chez un patient en OAP, cela l'aggraverait

Astuce : les thérapeutiques de l'hyperkaliémie sont à considérer en fonction de la kaliémie. Ainsi, une hyperkaliémie modérée (de l'ordre de 5,5 mmol/L) pourra probablement être jugulée par du kayexalateÒ per os, l'intensification des mesures est fonction de l'évolution de la kaliémie et de la tolérance du patient (signes ECG, paresthésies). L'épuration extra-rénale est le dernier recours en urgence mais l'on se doit d'y penser si le reste ne rétablit pas la kaliémie

ZOOM : SIGNES ECG DE L'HYPERKALIEMIE

- → Ondes T amples et pointues
- → Allongement de l'espace PR (trouble du rythme auriculaire)
- → Élargissement du QRS (trouble du rythme ventriculaire)
- → Fibrillation ventriculaire
- → Asystolie

SYNTHESE : PRISE EN CHARGE INFIRMIERE

Diagnostic infirmier (Comp 1) : anomalies ECG ou biologique chez un patient qui présente un terrain favorisant les hyperkaliémies ou qui prend des médicaments hyperkaliémiants

Conduite pratique infirmière (Comp 2):

→ ***Mise en condition***
→ ***Rassurer le patient***
→ ***ECG***
→ ***Voie veineuse périphérique***
→ ***Anticipation des dispositifs hypokaliémiants***
→ ***Surveillance***

Accompagner une personne dans la réalisation de ses soins quotidiens (Comp 3): adaptation des traitements

Surveillance (Comp 4):

Constantes

ECG

Kaliémie horaire (sans garrot)

Mesures éducatives et préventives (Comp 5):

Éducation thérapeutique

Réduction des thérapeutiques hyperkaliémiantes

Suivi médical régulier

Hygiène de vie et alimentaire

Informer le patient (Comp 6):

Sur l'origine du trouble

Sur le traitement: symptomatique et étiologique

Sur la prévention de la récidive

28 HYPOKALIEMIE

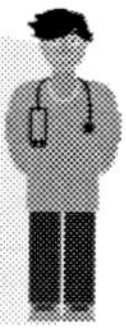

(Compétences 1, 2, 3, 4, 5 et 6)

SOS URGENCE PRATIQUE (COMP 1 ET COMP 2)

Suspecter (Comp 1) : patient avec des traitements hypokaliémiants et/ou pertes digestives ou rénales

Agir (Comp 2) : normaliser la kaliémie car la ***toxicité cardiaque*** peut être très sévère

COMPRENDRE

Définition : baisse de la concentration de potassium dans le sang < 3,5 mmol/L

Causes :

Diminution des apports :

- → Dénutrition, anorexie
- → Surdosage en kayexalateÒ

Pertes digestives :

- → Vomissements
- → Diarrhées

Augmentation de la fuite rénale :

- → Maladies rénales chroniques
- → Alcalose métabolique
- → Iatrogénie : diurétiques (furosémide), corticothérapie

Transfert de potassium vers le milieu intra-cellulaire:

- Alcalose métabolique
- Iatrogénie: insuline, b-mimétiques

CLINIQUE (COMP 1, COMP 4)

Interrogatoire (Comp 1):

- Contexte socio-économique familial et psychologique
- Antécédents : maladie rénale, diabète, troubles digestifs récents, anorexie ou troubles du comportement alimentaire
- Allergies
- Traitements hypokaliémiants : diurétiques, b-mimétiques, insulinothérapie, laxatifs

Signes cliniques (Comp 1): souvent asymptomatique

Complications (Comp 4) :

Signes neuro-musculaires:

- Abolition des Réflexes Ostéo-Tendineux (ROT)
- Hyper-activité des sphincters: constipation, rétention d'urines

Signes cardiaques

PARACLINIQUE (COMP 4)

Biologie:

- Bilan diagnostique: kaliémie
- Bilan étiologique : bilan rénal, gaz du sang

Morphologie: *ECG*

TRAITEMENT (COMP 2 ET COMP 4)

Modalités thérapeutiques (Comp 2):

Transfert en réanimation si:

- → Hypokaliémie sévère < 2,5 mmol/L
- → Signes cardiaques

Mise en condition:

- → Scope continu
- → Installer le patient en décubitus dorsal
- → Pose d'une VVP de bon calibre ou d'une voie veineuse centrale

Faire augmenter la kaliémie: administration prudente de chlorure de potassium (KCl) IVSE:

- → 0,5 g/h sur voie veineuse périphérique (car toxicité veineuse)
- → 1 g/h sur voie veineuse centrale

Éviter l'hyperkaliémie

Traiter la cause de l'hypokaliémie

Surveillance (Comp 4) :

Clinique: état général, scope, ECG, signes neuro-musculaires, abord veineux

Paraclinique: kaliémie

INFORMER ET EXPLIQUER AU PATIENT (COMP 6)

«Vous manquez de potassium dans le sang. Il faut absolument le faire remonter pour protéger votre cœur.»

«Nous allons en même temps traiter la raison de cette anomalie.»

PIEGES ET ASTUCES

Piège : une correction trop hâtive d'une hypokaliémie peut parfois amener à mettre le patient en hyperkaliémie avec les risques que cela comporte. ***Ne pas essayer de corriger trop rapidement la kaliémie et la surveiller régulièrement (toutes les heures)***

Astuce : pour les hypokaliémies modérées (> 2,5 mmol/L), une recharge par KCl per os sous surveillance scopique et biologique suffit en général

ZOOM : SIGNES ECG DE L'HYPOKALIEMIE

- → Aplatissement voir inversion des ondes T
- → Apparition d'une onde U (onde positive après l'onde T)
- → Sous-décalage du segment ST
- → Allongement du QT

SYNTHESE : PRISE EN CHARGE INFIRMIERE

Diagnostic infirmier (Comp 1) : anomalies ECG ou biologique chez un patient qui présente un terrain favorisant les hypokaliémies ou qui prend des médicaments hypokaliémiants

Conduite pratique infirmière (Comp 2) :

- → ***Mise en condition***
- → ***Rassurer le patient***
- → ***ECG***
- → ***Voie veineuse périphérique***
- → ***Préparation du pousse seringue de potassium***
- → ***Surveillance***

Accompagner une personne dans la réalisation de ses soins quotidiens (Comp 3) : adaptation des traitements

Surveillance (Comp 4) :

Constantes

ECG

Kaliémie horaire (sans garrot)

Mesures éducatives et préventives (Comp 5) :

Éducation thérapeutique

Réduction des thérapeutiques hypokaliémiantes

Suivi médical régulier

Hygiène de vie et alimentaire

Informer le patient (Comp 6) :

Sur l'origine du trouble

Sur le traitement : symptomatique et étiologique

Sur la prévention de la récidive

29 HYPERCALCEMIE

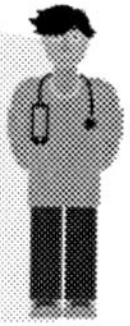

(Compétences 1, 2, 3, 4, 5 et 6)

SOS URGENCE PRATIQUE (COMP 1 ET COMP 2)

Suspecter (Comp 1) : douleurs abdominales ou terrain évocateur

Agir (Comp 2) : normalisation rapide de la biologie car risque de troubles du rythme cardiaque et urgence liée à la cause

COMPRENDRE

Définition : élévation de la concentration de calcium dans le sang > 2,62 mmol/L

Causes :

- → HyperParathyroïdie Primitive (HPP)
- → Cancer avec sécrétion de PTHrp
- → Myélome (maladie de la moelle qui produit beaucoup trop d'immunoglobulines)
- → Intoxication à la vitamine D
- → Syndrome des buveurs de lait

CLINIQUE (COMP 1, COMP 4)

Interrogatoire (Comp 1):

- Contexte socio-économique familial et psychologique
- Antécédents : ***maladie rénale, hyperparathyroïdie, cancer, myélome***
- Allergies
- Traitements: vitamine D, compléments riches en calcium

Signes cliniques (Comp 1):

- Généraux:
  - Asthénie
  - Fatigabilité musculaire
- Rénaux :
  - Syndrome polyuro-polydipsique (le patient urine beaucoup car il boit beaucoup)
  - Lithiases rénales (bilatérales ou à répétition)
- Digestifs:
  - Douleurs abdominales diffuses
  - Vomissements
  - Anorexie
- Cardiaques:
  - HTA
  - Malaise
- Neurologiques:
  - Apathie
  - Somnolence
  - Confusions
  - Psychose

Complications (Comp 4) :

→ Déshydratation

→ Troubles du rythme et de la conduction cardiaque

→ Coma et ses risques

PARACLINIQUE (COMP 4)

Biologie:

→ Bilan diagnostique : calcémie, albumine (calcul de la calcémie corrigée - voir zoom)

→ Bilan étiologique :

- Électrophorèse de Protéïnes Plasmatiques (EPP)
- Protidémie, phosphorémie, dosage de la vitamine D
- Calciurie, phosphaturie

Morphologie : ECG en urgence à la recherche de complications cardiaques

TRAITEMENT (COMP 2 ET COMP 4)

Modalités thérapeutiques (Comp 2):

Transfert du patient vers un service de réanimation si

→ Troubles du rythme

→ Coma

→ Hypercalcémie maligne > 3,5 mmol/L

Mise en condition :

- → Repos au lit strict, en décubitus dorsal
- → Scope cardio-tensionnel : ECG, TA, FC, SpO2
- → Oxygénothérapie : objectif = SpO2 > 94%
- → Libération et protection des VAS :
  - Déserrer col et ceinture
  - Retirer tous les corps étranger de la bouche (dentier...)
  - Mise en PLS
  - Intubation trachéale si besoin
- → Pose de 2 VVP de bon calibre
- → Sondage urinaire
- → Arrêt des apports calciques

Traitement d'une urgence vitale :

- → Coma
- → Trouble du rythme cardiaque

Faire diminuer la calcémie :

- → Réhydratation intra-veineuse avec du sérum salé isotonique
- → Si hypercalcémie modérée :
  - Diurèse forcée au furosémide IV
  - Corticothérapie
- → En urgence si complications :
  - Calcitonine de saumon IV
  - Biphosphonates IV
  - Dialyse si échec des thérapeutiques précédentes

Traitement de la cause de l'hypercalcémie :

→ Traitement d'une HPP : parathyroïdectomie

→ Traitement du cancer : chimiothérapie, chirurgie...

→ Traitement du myélome : corticothérapie

→ Traitement d'une intoxication

Traitement antalgique : paracétamol si douleurs

Soins de nursing réguliers

Surveillance (Comp 4) :

Clinique : GCS, scope, diurèse, EVA

Paraclinique : ECG, calcémie

INFORMER ET EXPLIQUER AU PATIENT (COMP 6)

« Vous avez une hypercalcémie, soit trop de calcium dans le sang. »

« Cela peut entraîner des troubles cardiaques, c'est pourquoi nous prenons les mesures nécessaires pour faire baisser le calcium et comprendre pourquoi afin de traiter l'affection dont vous souffrez. »

PIEGES ET ASTUCES

Piège : le calcul de la ***calcémie corrigée*** peut parfois permettre de normaliser une calcémie ou de rendre anormale une calcémie en fonction de l'albumine. Ne pas oublier de toujours penser à doser l'albumine quand on dose la calcémie

Astuce : 50% des hypercalcémies sont dues à une hyperparathyroïdie primitive; le dosage de la ParaTHormone (PTH) qui permet d'avancer dans le diagnostic ne s'interprète qu'avec la calcémie. ***Toujours doser le calcium avec la PTH***

ZOOM 1 : CALCEMIE CORRIGEE

- La calcémie donnée par le laboratoire correspond à la somme du calcium ionisé (Ca++) et du calcium libre
- La concentration en calcium libre est directement dépendante de la concentration en albumine dans le sang
- C'est la concentration du calcium ionisé qui est intéressante pour nous car c'est d'elle d'où vient la toxicité cardiaque ; en routine et surtout en urgence, cette mesure est trop fastidieuse, il faut donc trouver une méthode pour s'affranchir du calcium libre
- Un moyen est de tenir compte de la concentration en albumine dans le calcul de la calcémie qui sera dite « corrigée »
- La formule suivante est donc utilisée pour une calcémie fiable: ***Ca(corrigée) = Ca(mesurée) + 0,025 (40 - albumine)***

ZOOM 2 : SIGNES ECG DE L'HYPERCALCEMIE

- Tachycardie
- Allongement de l'espace PR
- Raccourcissement de l'espace QT
- Aplatissement des ondes T
- Troubles du rythme

SYNTHESE : PRISE EN CHARGE INFIRMIERE

Diagnostic infirmier (Comp 1): anomalies ECG ou biologique s(selon l 'albuminémie) sur un terrain évocateur d'hypercalcémie tel que les douleurs abdominales diffuses, l'antécédent de myélome ou de cancer,

Conduite pratique infirmière (Comp 2):

→ *Mise en condition*

→ *Rassurer le patient*

→ *ECG*

→ *Protection des voies aériennes supérieures*

→ *Remplissage vasculaire*

→ *Traitement antalgique selon évaluation de la douleur*

→ *Surveillance*

Accompagner une personne dans la réalisation de ses soins quotidiens (Comp 3): soins locaux si nécessaire

Surveillance (Comp 4):

Conscience

Constantes

Diurèse

Douleur

ECG

Calcémie

Mesures éducatives et préventives (Comp 5):

Observance thérapeutique

Prise en charge de la pathologie sous jacente

Suivi médical régulier

Hygiène de vie

Informer le patient (Comp 6):

Observance médicamenteuse

Traitement : symptomatique et étiologique pour éviter les troubles cardiaques

30 HYPERNATREMIE

(Compétences 1, 2, 3, 4, 5 et 6)

SOS URGENCE PRATIQUE (COMP 1 ET COMP 2)

Suspecter (Comp 1) : altération de la sensation de soif chez les personnes dépendantes; personnes âgées, nourrissons, comateux

Agir (Comp 2) : correction du trouble par l'hydratation pour éviter un retentissement neurologique

COMPRENDRE

Définition : augmentation de la concentration de sodium dans le sang > 145 mmol/L; il y a trop de sodium par rapport à l'eau dans le milieu extra-cellulaire, ce qui entraîne un appel d'eau du milieu intra-cellulaire et donc une déshydratation intra-cellulaire

Causes:

→ Perte d'eau d'origine rénale: diabète insipide

→ Perte d'eau d'origine cutanée: brûlures, transpiration

→ Perte d'eau d'origine digestive: vomissements, diarrhée

→ Perte d'eau d'origine pulmonaire: hyperventilation

CLINIQUE (COMP 1, COMP 4)

Interrogatoire (Comp 1):

Contexte socio-économique familial et psychologique

Antécédents: diabète, pathologie rénale

Allergies

Traitements : diurétique, lithium (toxicité rénale d'un traitement psychiatrique

Facteur déclenchant : vomissement, diarrhée

Signes cliniques (Comp 1) :

Signes de déshydratation intra-cellulaire (perte d'eau seule) :

- → Sécheresse des muqueuses
- → Sensation de soif
- → Troubles neurologiques : confusion

Signes de déshydratation extra-cellulaire si déshydratation globale associée (perte d'eau > perte de sel) :

- → Pli cutané
- → Hypotension artérielle
- → Perte de poids
- → Globes oculaires cernés
- → Langue rôtie

Complications (Comp 4) :

- → Convulsions
- → Coma

PARACLINIQUE (COMP 4)

Biologie :

- → Bilan diagnostique : ionogramme sanguin
- → Bilan étiologique : glycémie, dosages hormonaux (ADH), ionogramme urinaire

Morphologie : aucun

TRAITEMENT (COMP 2 ET COMP 4)

Modalités thérapeutiques (Comp 2):

Mise en condition; prévenir ou traiter les complications:

- → Transfert du patient en réanimation
- → Scope continu
- → Pose d'une VVP de bon calibre
- → Sondage urinaire
- → Si coma: intubation trachéale

Normaliser la natrémie lentement; corriger le déficit en eau:

- → Per os si possible: hydratation massive
- → Parentérale si vomissements ou déficit profond:
  - Déshydratation intra-cellulaire exclusive: G5 %
  - Déshydratation globale: sérum salé isotonique 0,9 %

Traiter la cause sous-jacente:

- → Diabète insipide: desmopressine (ADH de substitution)
- → Traitement anti-émétique

Prévention de la récidive : éducation et information au patient et à l'entourage de la nécessité d'une bonne hydratation

Surveillance (Comp 4) :

Clinique : état général, signes de déshydratation, apports d'eau, diurèse, poids

Paraclinique: ionogramme sanguin

INFORMER ET EXPLIQUER AU PATIENT (COMP 6)

« Vous êtes en hypernatrémie, vous avez manquez d'eau. »

« Nous allons vous réhydrater et il faudra continuer à boire régulièrement au moins 1,5 L par jour. »

PIEGES ET ASTUCES

Piège : ***Ne pas corriger trop rapidement une hypernatrémie*** : cela provoquerait une entrée massive d'eau dans les cellules avec un risque d'œdème cérébral

Astuce : en pratique, les patients en hypernatrémie qui nécessitent une perfusion recevront aussi du NaCl même en l'absence de signe de déshydratation extra-cellulaire car ils n'apparaissent que très (trop) tardivement

SYNTHESE : PRISE EN CHARGE INFIRMIERE

Diagnostic infirmier (Comp 1) : sensation de soif intense chez les personnes dépendantes avec troubles du comportement voir de la conscience et signes de déshydratation clinico-biologique

Conduite pratique infirmière (Comp 2) :

→ ***Mise en condition***

→ ***Rassurer le patient***

→ ***Voie veineuse périphérique***

→ ***Remplissage vasculaire***

→ ***Sondage urinaire***

→ ***Surveillance***

Accompagner une personne dans la réalisation de ses soins quotidiens (Comp 3) :

Hydratation régulière

Soins locaux

Surveillance (Comp 4):

Signes de déshydratation

Poids

Diurèse

Ionogramme sanguin

Mesures éducatives et préventives (Comp 5):

Hydratation régulière

Suivi médical régulier

Alimentation adaptée

Informer le patient (Comp 6):

Origine du trouble

Importance de boire régulièrement des petites quantités

31 HYPONATREMIE

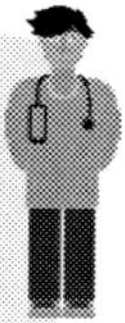

(Compétences 1, 2, 3, 4, 5 et 6)

SOS URGENCE PRATIQUE (COMP 1 ET COMP 2)

Suspecter (Comp 1) : nombreuses situations pouvant y amener, toujours l'avoir à l'esprit

Agir (Comp 2) : correction du trouble pour éviter un retentissement neurologique

COMPRENDRE

Définition : diminution de la concentration de sodium dans le sang < 135 mmol/L ; il y a trop d'eau par rapport au sodium dans le milieu extra-cellulaire, ce qui entraîne un appel d'eau du milieu extra-cellulaire et donc une hyperhydratation intra-cellulaire

Causes :

Fausse hyponatrémie :

- → Hyperlipidémie
- → Hyperglycémie
- → Hypertriglycéridémie

Hyperhydratation globale = intra- et extra-cellulaire ; trop d'eau et trop de sel mais eau > sel :

- → Insuffisance hépatique
- → Insuffisance cardiaque
- → Syndrome néphrotique

Hyperhydratation intra-cellulaire seule; trop d'eau et sel normal:

- → Sécrétion Inappropriée d'Hormone Anti-Diurétique (= SIADH)
- → Potomanie (pathologie psychiatrique avec abus d'eau)
- → Hypothyroïdie

Hyperhydratation intra-cellulaire et déshydratation extra-cellulaire:

- → Maladies rénales
- → Brûlures
- → Diarrhées
- → Diurétiques

CLINIQUE (COMP 1, COMP 4)

Interrogatoire (Comp 1):

Contexte socio-économique familial et psychologique

Antécédents: hépatique, cardiaque, néphrologique

Allergies

Traitements: diurétiques

Facteur déclenchant: vomissement, diarrhée

Signes cliniques (Comp 1):

Signes d'hyponatrémie = signes d'hyperhydratation intra-cellulaire:

- → Dégoût de l'eau
- → Troubles digestifs: vomissements, nausées, anorexie
- → Signes neurologiques: céphalées, confusion

Signes d'hyperhydratation extra-cellulaire:

- → Oedèmes
- → Prise de poids

Signes de déshydratation extra-cellulaire:

- → Pli cutané
- → Hypotension
- → Perte de poids
- → Globes oculaires cernés
- → Langue rôtie

Complications (Comp 4) :

- → Convulsions
- → Coma

PARACLINIQUE (COMP 4)

Biologie:

- → Bilan diagnostique : ionogramme sanguin, glycémie et bilan lipidique pour éliminer une fausse hyponatrémie
- → Bilan étiologique: NFS, protides, albumine

Morphologie: aucun

TRAITEMENT (COMP 2 ET COMP 4)

Modalités thérapeutiques (Comp 2):

Mise en condition; prévenir ou traiter les complications:

- → Transfert du patient en réanimation
- → Scope continu
- → Pose d'une VVP de bon calibre
- → Sondage urinaire
- → Si coma: intubation trachéale

Faire rapidement monter la natrémie jusqu'à disparition des symptômes : sérum salé hypertonique (plus de sel que d'eau)

Puis normaliser lentement la natrémie :

- → Hyperhydratation globale : restriction hydrique + régime hyposodé
- → Hyponatrémie seule : restriction hydrique
- → Hyponatrémie + déshydratation extra-cellulaire : sérum salé

Traitement symptomatique : anti-émétiques

Traitement étiologique

Surveillance (Comp 4) :

Clinique : état général, symptômes, apports hydriques, diurèse, poids

Paraclinique : ionogramme sanguin

INFORMER ET EXPLIQUER AU PATIENT (COMP 6)

« Vous avez une hyponatrémie, il y a trop d'eau par rapport au sel dans votre corps : il y a un risque neurologique. »

« Pour rétablir l'équilibre eau-sel, il va falloir limiter les apports en eau pendant quelques jours. »

PIEGES ET ASTUCES

Piège : la correction trop rapide d'une hyponatrémie risque d'entraîner des lésions cérébrales ; la ***myélinolyse centro-pontine***.

Astuce : la personne âgée est très fragile, mieux vaut lui éviter un régime hyposodé astreignant, « tolérer » une petite hyponatrémie et privilégier son confort de vie

SYNTHESE : PRISE EN CHARGE INFIRMIERE

Diagnostic infirmier (Comp 1) : pli cutané, globes oculaires cernés ou vomissements et diarrhées chez des tout type de patient

Conduite pratique infirmière (Comp 2) :

- → ***Mise en condition***
- → ***Rassurer le patient***
- → ***Voie veineuse périphérique***
- → ***Sondage urinaire***
- → ***Restriction hydrique initiale***
- → ***Régime hyposodé selon les situations***
- → ***Anti-émétique***
- → ***Surveillance***

Accompagner une personne dans la réalisation de ses soins quotidiens (Comp 3) : équilibre des apports eau-sel avec l'aide d'une diététicienne pour alimentation adaptée

Surveillance (Comp 4) :

Apports hydriques

Poids

Diurèse

Ionogramme sanguin

Mesures éducatives et préventives (Comp 5) :

Régime équilibré +/- hyposodé

Suivi médical régulier

Hygiène alimentaire

Informer le patient (Comp 6) :

Origine du trouble

Limiter les apports en sel

32 ACIDOSE METABOLIQUE

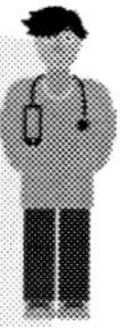

(Compétences 1, 2, 3, 4, 5 et 6)

SOS URGENCE PRATIQUE (COMP 1 ET COMP 2)

Suspecter (Comp 1) : diabétique mal-observant ou intoxications

Agir (Comp 2) : prévenir le risque d'hyperkaliémie et d'épuisement respiratoire (dû à l'hyperventilation compensatrice)

COMPRENDRE

Définition: diminution du pH sanguin < 7,38 (acidose) par diminution des bicarbonates (métabolique) avec ou sans hyperventilation compensatrice (augmentation de l 'élimination respiratoire du CO2 avec pour objectif l'alcalinisation du pH)

Causes:

Pertes de bicarbonates (bases) d'origine:

- → Rénale
- → Digestive basse: diarrhée

Augmentation des acides:

- → Insuffisance rénale
- → Décompensation diabétique: acido-cétose
- → Intoxications: aspirine, alcool
- → État de choc: acidose lactique

CLINIQUE (COMP 1, COMP 4)

Interrogatoire (Comp 1):

- Contexte socio-économique familial et psychologique
- Antécédents : insuffisance rénale, diabète, troubles métaboliques
- Allergies
- Traitements: anti-diabétiques
- Prise de toxiques
- Facteur favorisant: jeûne, diarrhée

Signes cliniques (Comp 1):

- Signe respiratoire: hyperventilation
- Signe neurologique: confusion
- Signes d'orientation étiologique: état de choc, hyperglycémie

Complications (Comp 4):

- Neurologiques: troubles de la conscience, coma
- Respiratoires: désaturation, polypnée
- Hémodynamiques: signes de choc
- Hyperkaliémie

PARACLINIQUE (COMP 4)

Biologie:

Bilan diagnostique; gaz du sang artériel:

- pH < 7,38
- HCO_3^- < 23 mmol/L
- $PaCO_2$ < 38 si acidose métabolique non compensée

Bilan étiologique :

- → Bilan rénal : créatinine, urée
- → Dosage des toxiques sanguins et urinaires
- → Lactates

Morphologie : ECG

TRAITEMENT (COMP 2 ET COMP 4)

Modalités thérapeutiques (Comp 2) :

En cas de complications, transfert en réanimation

Mise en condition :

- → Informer et rassurer le patient
- → Scope cardio-tensionnel continu : ECG, TA, FC, FR, SpO2
- → Oxygénothérapie pour objectif SpO2 > 94%
- → Pose d'une voie veineuse périphérique de bon calibre voir une voie veineuse centrale
- → Sondage urinaire

Traitement d'une urgence vitale et de la cause :

- → Traitement d'un coma : protection des VAS +/- intubation
- → Traitement d'une détresse respiratoire aiguë : ventilation mécanique
- → Traitement d'un état de choc :
  - Remplissage vasculaire
  - Utilisation d'amines sympathomimétiques si besoin
- → Traitement d'une hyperkaliémie : insuline glucosé chez le diabétique

Discuter l'épuration extra-rénale et la perfusion de bicarbonates si :

→ Insuffisance rénale

→ Intoxications par des produits dialysables

Surveillance (Comp 4) :

Clinique : GCS, scope (ECG, TA, FR, FC, SpO2), diurèse

Paraclinique : GDS, kaliémie, BU (cétonurie) si acido-cétose

C INFORMER ET EXPLIQUER AU PATIENT (COMP 6)

« Vous êtes en acidose, il y a trop d'acide dans votre sang. »

« Nous allons prendre en charge l'acidose et la cause qui en est responsable. »

PIEGES ET ASTUCES

Piège : chez un diabétique en décompensation acido-cétosique, l'hyperglycémie doit être régulée par l'administration d'insuline à la seringue électrique associée à du glucose ; cela peut paraître paradoxal de donner du glucose sur une hyperglycémie mais le danger réel n'est pas tant l'hyperglycémie que l'acidose. Ainsi, ***l'insuline-glucosé*** permet de diminuer plus rapidement la cétose, la correction de l'hyperglycémie se fera en urgence différée, ce qui permettra aussi d'éviter l'hypoglycémie, plus dangereuse.

Astuce : ***rassurer le patient*** ! Tout bête me direz-vous ? Certes, mais diablement efficace pour améliorer sa fonction respiratoire compensatrice

SYNTHESE : PRISE EN CHARGE INFIRMIERE

Diagnostic infirmier (Comp 1) : anomalie des gaz du sang chez un patient diabétique ou dans le cadre d'une intoxication

Conduite pratique infirmière (Comp 2) :

→ ***Mise en condition***

→ ***Rassurer le patient***

→ ***Voie veineuse périphérique***

→ ***Glycémie capillaire***

→ ***ECG***

→ ***Bandelette Urinaire***

→ ***Dosage des toxiques sanguins et urinaires***

→ ***Sondage urinaire***

→ ***Protection des voies aériennes supérieures***

→ ***Remplissage vasculaire***

→ ***Préparation à une éventuelle épuration extra-rénale***

→ ***Surveillance***

Accompagner une personne dans la réalisation de ses soins quotidiens (Comp 3) :

Soins locaux

Soins de fistule

Surveillance (Comp 4) :

Conscience

Constantes

Kaliémie

BU

Mesures éducatives et préventives (Comp 5) :

Éducation au traitement

Observance thérapeutique

Suivi médical régulier

Hygiène alimentaire

Informer le patient (Comp 6) :

Maladie chronique

Traitement symptomatique et étiologique

Risque de récidive

33 ACIDOSE RESPIRATOIRE

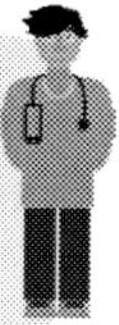

(Compétences 1, 2, 3, 4, 5 et 6)

SOS URGENCE PRATIQUE (COMP 1 ET COMP 2)

Suspecter (Comp 1) : patient en hypoventilation manifeste ou chez qui la respiration n'est plus efficace

Agir (Comp 2) : il faut traiter l'insuffisance respiratoire et prévenir l'hyperkaliémie secondaire à l'acidose

COMPRENDRE

Définition : diminution du pH sanguin < 7,38 (acidose) par augmentation de la $PaCO_2$ (respiratoire) avec ou sans réabsorption rénale des bicarbonates (compensation)

Causes : diminution de l'élimination pulmonaire du CO_2 (acide) :

- → Atteinte pulmonaire :
  - Insuffisance respiratoire aiguë
  - Insuffisance respiratoire chronique décompensée
- → Atteinte des centres neurologiques de commande de la respiration

CLINIQUE (COMP 1, COMP 4)

Interrogatoire (Comp 1):

→ Contexte socio-économique familial et psychologique
→ Antécédents:
  - Insuffisance respiratoire, pneumopathie
  - Traumatisme crânien, maladie neurologique
→ Allergies
→ Traitements: Oxygénothérapie Longue Durée (OLD)

Signes cliniques (Comp 1):

→ Signes de détresse respiratoire: désaturation, polypnée
→ Signes neurologiques: céphalées, confusion
→ Signes de gravité:
  - Signes d'hyperkaliémie
  - Signes neurologiques: troubles de la conscience, coma
  - Signes de détresse respiratoire aiguë: hypoxie, hypercapnie, fatigue respiratoire (tirage, pauses)

Complications (Comp 4) :

→ Détresse respiratoire aiguë
→ Coma

PARACLINIQUE (COMP 4)

Biologie:

Bilan diagnostique; gaz du sang artériel:

→ pH < 7,38
→ HCO_3^- > 26 mmol/L
→ $PaCO_2$ > 42 mmHg

Bilan des complications: kaliémie

Morphologie :

- → ECG (retentissement de l'hyperkaliémie)
- → Bilan étiologique : radiographie de thorax, Épreuves Fonctionnelles Respiratoires (EFR)

TRAITEMENT (COMP 2 ET COMP 4)

Modalités thérapeutiques (Comp 2) :

Transfert en réanimation si signes de gravité

Mise en condition :

- → Décubitus dorsal à 45°
- → Scope cardio-tensionnel continu
- → Pose de VVP de bon calibre voir voie veineuse centrale
- → Cathétérisme artériel
- → Sondage urinaire

Prise en charge des complications = oxygénothérapie par divers moyens :

- → Lunettes ou MHC
- → Ventilation Non Invasive (VNI)
- → Intubation oro-trachéale et ventilation mécanique si coma

Traitement de la cause :

- → Infection : antibiotiques
- → Décompensation cardiaque : diurétiques et régime hyposodé
- → Intensification du traitement de l'insuffisance respiratoire

Traitement d'une hyperkaliémie s'il en est

Prise en charge à long terme pour éviter les récidives

Surveillance (Comp 4) :

Clinique : GCS, scope, signes d'épuisement respiratoire

Paraclinique : ECG, GDS, ionogramme sanguin

INFORMER ET EXPLIQUER AU PATIENT (COMP 6)

« Vos poumons fonctionnent mal et le dioxyde de carbone n'est pas suffisamment bien éliminé, à un point où cela devient dangereux. »

« Nous mettons tout en œuvre pour vous aider à mieux éliminer ce CO2 et comprendre pourquoi vos poumons n'y parviennent pas. »

PIEGES ET ASTUCES

Piège : ***une ordonnance récente du patient est un objet précieux*** à essayer d'obtenir par tous les moyens. Oubliez l'entourage est une faute grave ! (médicalement car c'est une perte de chance pour le patient, et humainement car ils vivent une situation exceptionnellement douloureuse même si cela représente votre quotidien de soignant)

Astuce : sauf terrain neurologique très particulier, la grande majorité des acidoses respiratoires est ***d'origine respiratoire*** avec un patient insuffisant respiratoire chronique, tabagique, emphysémateux ou avec une fibrose pulmonaire...Restez simple !

SYNTHESE : PRISE EN CHARGE INFIRMIERE

Diagnostic infirmier (Comp 1) : hypoventilation chez un patient dont la respiration n'est plus efficace

Conduite pratique infirmière (Comp 2):

→ ***Mise en condition***
→ ***Rassurer le patient***
→ ***ECG***
→ ***Voie veineuse périphérique***
→ ***Oxygénothérapie***
→ ***Sondage urinaire***
→ ***Surveillance***

Accompagner une personne dans la réalisation de ses soins quotidiens (Comp 3):

Observance thérapeutique

Surveillance (Comp 4):

Conscience

Fonction respiratoire

Constantes

Gaz du sang

Kaliémie

Mesures éducatives et préventives (Comp 5):

Traitement de la cause sous jacente

Observance médicamenteuse

Sevrage tabagique et des autres addictions

Suivi médical régulier

Hygiène de vie

Informer le patient (Comp 6):

Origine du trouble

Dysfonctionnement pulmonaire

Risque de récidive

34 ALCALOSE METABOLIQUE

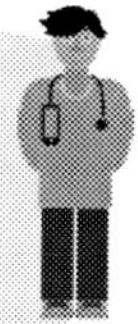

(Compétences 1, 2, 3, 4, 5 et 6)

SOS URGENCE PRATIQUE (COMP 1 ET COMP 2)

Suspecter (Comp 1) : chez un patient déshydraté

Agir (Comp 2) : l'urgence est le traitement de l'étiologie

COMPRENDRE

Définition : augmentation du pH sanguin > 7,42 (alcalose) par augmentation des bicarbonates (métabolique) avec ou sans hypoventilation compensatrice (augmentation de la PaCO2)

Causes:

Perte d'acides (ions H+) d'origine:

- → Digestive haute: vomissements, aspirations
- → Rénale: usage de diurétiques

Par hémo-concentration: déshydratation, hypovolémie

CLINIQUE (COMP 1, COMP 4)

Interrogatoire (Comp 1):

- → Contexte socio-économique familial et psychologique
- → Antécédents: pathologie rénale
- → Allergies
- → Traitements
- → Facteur déclenchant: vomissements récents

Signes cliniques (Comp 1):

- Musculaires : crampes, myoclonies
- Respiratoires : bradypnée compensatrice (la diminution de l'élimination du CO_2 tamponne les bicarbonates en excès)

Complications (Comp 4) :

- Troubles de la conscience : coma
- Hypokaliémie

PARACLINIQUE (COMP 4)

Biologie:

Bilan diagnostique : gaz du sang artériel

- pH > 7,42
- HCO_3^- > 26 mmol/L
- $PaCO_2$ > 42 mmHg

Bilan étiologique :

- Sanguin : NFS, ionogramme, urée, créatinine
- Urinaire : ionogramme, sédiments

Morphologie : ECG

TRAITEMENT (COMP 2 ET COMP 4)

Modalités thérapeutiques (Comp 2):

Transfert en réanimation si complications

Mise en condition :

- Informer et rassurer le patient
- L'installer confortablement en décubitus dorsal à 45°
- Scope cardio-tensionnel continu

- → Oxygénothérapie pour SpO2 > 94%
- → Voie veineuse de bon calibre +/- voie centrale
- → Sondage urinaire

Traitement de la cause en urgence:

- → Anti-émétiques si vomissements
- → Arrêt des aspirations digestives ou des diurétiques
- → Réhydratation si déshydratation
- → Compensation des pertes

Traitement des complications:

- → Troubles de la conscience: intubation trachéale et ventilation mécanique
- → Hypokaliémie : chlorure de potassium (KCl) IVSE sur voie centrale

Surveillance (Comp 4) :

Clinique: GCS, scope, douleurs musculaires

Paraclinique: ECG, gaz du sang, ionogramme sanguin

INFORMER ET EXPLIQUER AU PATIENT (COMP 6)

« Votre sang est trop basique, on appelle ça une alcalose. »

« Nous cherchons la cause de ce trouble pour vous en soigner et éviter les complications qui sont potentiellement graves. »

SYNTHESE : PRISE EN CHARGE INFIRMIERE

Diagnostic infirmier (Comp 1) : patient déshydraté, qui a eu des vomissements récents par exemple

Conduite pratique infirmière (Comp 2):

→ ***Mise en condition***

→ ***Rassurer le patient***

→ ***Oxygénothérapie***

→ ***Remplissage vasculaire***

→ ***Sondage urinaire***

→ ***Anti-émétiques si vomissements***

→ ***Surveillance***

Accompagner une personne dans la réalisation de ses soins quotidiens (Comp 3):

Observance thérapeutique

Hydratation fractionnée régulière

Surveillance (Comp 4):

Conscience

Constantes

ECG

Gaz du sang

Ionogramme sanguin

Mesures éducatives et préventives (Comp 5):

Bonne hygiène alimentaire

Observance thérapeutique rigoureuse

Suivi médical régulier

Informer le patient (Comp 6):

Traitement symptomatique et étiologique

Risque de récidive

35 ALCALOSE RESPIRATOIRE

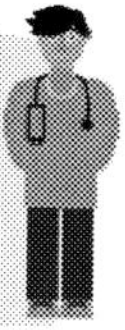

(Compétences 1, 2, 3, 4, 5 et 6)

SOS URGENCE PRATIQUE (COMP 1 ET COMP 2)

Suspecter (Comp 1) : chez un patient qui hyperventile

Agir (Comp 2) : traiter l'origine du trouble

COMPRENDRE

Définition : augmentation du pH sanguin > 7,42 (alcalose) par hyperventilation (respiratoire) qui induit une diminution de la $PaCO_2$, avec ou sans réabsorption rénale des bicarbonates (compensation)

Causes : perte de CO_2 par hyperventilation ;

- → Atteinte pulmonaire :
  - Pneumopathie
  - Embolie pulmonaire
- → Atteinte des centres neurologiques de la respiration

CLINIQUE (COMP 1, COMP 4)

Interrogatoire (Comp 1) :

- → Contexte socio-économique familial et psychologique
- → Antécédents : respiratoires, neurologiques
- → Allergies
- → Traitements

Signes cliniques (Comp 1) :

- Respiratoire : polypnée superficielle
- Neurologiques : céphalées, vertiges, tremblements, convulsions

Complications (Comp 4) :

- Troubles de la conscience : coma
- Hypokaliémie

PARACLINIQUE (COMP 4)

Biologie :

Bilan diagnostique : gaz du sang artériel

- pH > 7,42
- HCO_3^- < 22 mmol/L
- $PaCO_2$ < 38 mmHg

Bilan étiologique : NFS, CRP

Bilan des complications : ionogramme sanguin (kaliémie)

Morphologie : bilan étiologique

- ECG
- Radiographie pulmonaire
- ETT

TRAITEMENT (COMP 2 ET COMP 4)

Modalités thérapeutiques (Comp 2) :

Transfert en réanimation si complications

Mise en condition :

→ Informer et rassurer le patient, l'installer en décubitus dorsal

→ Scope cardio-tensionnel continu

→ Oxygénothérapie pour SpO2 > 94%

→ Voie veineuse de bon calibre +/- voie centrale

→ Sondage urinaire

Traitement de la cause en urgence :

→ Antibiothérapie si pneumopathie

→ Anticoagulation ou thrombolyse ou filtre cave si embolie

Traitement des complications :

→ Troubles de la conscience : intubation trachéale et ventilation mécanique

→ Hypokaliémie : chlorure de potassium (KCl) IVSE sur voie centrale

Surveillance (Comp 4) :

Clinique : GCS, scope

Paraclinique : ECG, gaz du sang, ionogramme sanguin

SYNTHESE : PRISE EN CHARGE INFIRMIERE

Diagnostic infirmier (Comp 1) : hyperventilation chez un patient dont la respiration n'est plus efficace

Conduite pratique infirmière (Comp 2) :

→ ***Mise en condition***

→ ***Rassurer le patient***

→ ***ECG***

→ ***Voie veineuse périphérique***

→ ***Oxygénothérapie***

- *Sondage urinaire*
- *Surveillance*

Accompagner une personne dans la réalisation de ses soins quotidiens (Comp 3):

Observance thérapeutique

Surveillance (Comp 4):

Conscience

Fonction respiratoire

Constantes

ECG

Gaz du sang

Kaliémie

Mesures éducatives et préventives (Comp 5):

Traitement de la cause sous jacente

Observance médicamenteuse

Sevrage tabagique et des autres addictions

Suivi médical régulier

Hygiène de vie

Informer le patient (Comp 6):

Origine du trouble

Dysfonctionnement pulmonaire

Risque de récidive

36 ASPIRATION TRACHEALE

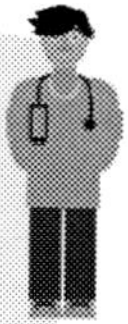

(Actes et soins techniques)

COMPRENDRE

Définition : Retirer à l'aide d'une sonde les sécrétions muco-purulentes des voies aériennes supérieures d'un patient intubé

Contexte et indications: chez le patient intubé ou trachéotomisé, les aspirations sont faites pour :

Prévenir l'obstruction de la sonde

Améliorer la fonction respiratoire

MATERIEL

Tenues: gants stériles, masque, charlotte, tablier

Pour l'aspiration:

- → Sonde d'aspiration stérile
- → Système d'aspiration
- → Flacon d'eau stérile
- → Lubrifiant

Pour l'élimination des déchets: poubelles jaune et noire

METHODE PRATIQUE

Principes :

- → Si le patient est conscient, lui expliquer le soin et le rassurer
- → Monitorer le patient et surveiller les paramètres respiratoires
- → Régler le ventilateur en position pré-oxygénation (FiO_2 = 100%) afin d'éviter les désaturations pendant le geste
- → Vérifier que l'aspiration fonctionne
- → Préparer le matériel puis se laver les mains
- → Suspendre les alarmes du respirateur momentanément
- → Ouvrir la sonde et la fixer à l'aspiration sans la sortir pour qu'elle reste stérile
- → Mettre les gants stériles
- → Sortir la sonde avec une main et la lubrifier avec l'autre
- → Désadapter la sonde trachéale du respirateur
- → Mettre la sonde d'aspiration dans la sonde trachéale (sans aller jusqu'à la garde)
- → Ressortir la sonde en aspirant
- → Re-connecter le patient au respirateur
- → Jeter la sonde d'aspiration dans la poubelle jaune
- → Rincer le système avec l'eau stérile
- → Réinstaller le patient
- → Ré-enclencher les alarmes du respirateur
- → Consigner le soin, l'aspect des aspirations, la tolérance du patient au geste

Astuce : ne pas faire de « va et vient » avec la sonde ; on aspire en remontant doucement la sonde, sans jamais la redescendre

LES DANGERS

Précautions d'emploi : ne pas aspirer en descendant la sonde pour éviter les micro-traumatismes

Contre-indication : aucune

Complications : désaturation pendant le geste, traumatisme des voies aériennes, infection

37 CATHETER ARTERIEL

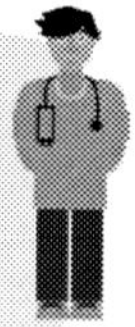

(Actes et soins techniques)

COMPRENDRE

Définition: voie placée dans une artère (radiale ou fémorale)

Contexte et indications: chez un patient dont l'hémodynamique est instable ou en détresse respiratoire, il permet:

La surveillance continue de la pression artérielle

Le prélèvement facilité de sang artériel (gaz du sang)

MATERIEL

Tenues:

- → Gants et blouse stériles pour le médecin
- → Gants et tablier pour l'infirmière
- → Masque et charlotte pour les deux

Pour l'asepsie:

- → Champ stérile de table et champ troué
- → Eau stérile
- → Savon et antiseptique
- → Compresses
- → Tondeuse

Pour la pose de la voie :

- → Kit de cathéter artériel : aiguille, cathéter, guide métallique, tubulure avec robinet, tête de pression
- → Matériel d'anesthésie locale : xylocaïne, aiguille à IM, seringue
- → Fixation de la voie : fil à suture, bistouri, pansement occlusif
- → Compresses stériles

Pour la mesure de la pression :

- → Sérum physiologique 500 cc
- → Manchon de pression, manomètre

Pour l'élimination des déchets :

- → Poubelle jaune pour déchets contaminés
- → Container pour objets contondants

METHODE PRATIQUE

Principes :

- → Informer le patient sur le geste
- → Installer confortablement le patient en décubitus dorsal
- → Monitorer le patient
- → Mettre la poche de sérum physiologique dans le manchon de pression et le gonfler
- → Se laver les mains et s'habiller
- → Réaliser la désinfection en 3 temps à l'endroit de la pose du cathéter :
  - Lavage à la solution moussante
  - Rinçage à l'eau stérile
  - Séchage
  - Désinfection

- → Pose du cathéter par le médecin :
- → 2ème désinfection cutanée
- → Pose du champ troué
- → Purge de la voie reliée à la poche de sérum physiologique
- → Cathétérisation de l'artère
- → Vérification du bon fonctionnement du capteur de pression
- → Points de suture et pansement occlusif
- → Faire le zéro (voir astuce)
- → Évacuer les déchets dans les poubelles adaptées
- → Consigner le soin dans les transmissions

Astuce : pour faire le zéro :

- → Mettre le patient à plat
- → Placer la tête de pression au niveau de la ligne axillaire moyenne
- → Fermer la tête de pression côté patient
- → Ouvrir le robinet
- → Faire le zéro sur le moniteur
- → Refermer le robinet
- → Rouvrir la tête de pression côté patient

LES DANGERS

Précautions d'emploi : vérifier le zéro, utiliser en conditions stériles

Contre-indications : troubles de l'hémostase

Complications : hémorragie en cas d'ouverture du système, hématome, infection, thrombose du cathéter

ZOOM : ENTRETIEN DU CATHETER ARTERIEL

Surveillance de la voie: fréquente (plusieurs fois par jour) et consignée sur la fiche de suivi (obligatoire) on vérifie ;

- → Le point de ponction : signes inflammatoires (rougeur, suintement, douleur)
- → Le pansement: propre, occlusif
- → Le bon fonctionnement: courbe de pression sur le scope
- → L'absence de signe d'ischémie locale (douleur, cyanose, froideur)

Prélèvements sur la voie:

- → Prévenir le patient
- → S'habiller: masque, charlotte, tablier
- → Se laver les mains
- → Les robinets sont toujours à manipuler entre deux compresses imprégnées d'antiseptique
- → Retirer le bouchon du robinet et y adapter le tube de prélèvement
- → Fermer le robinet du côté scope et ouvrir côté patient
- → Jeter le 1er tube « de purge »
- → Prélever les tubes d'analyse
- → Fermer le robinet, désadapter le système de prélèvement
- → Mettre un nouveau bouchon
- → Rouvrir la voie et réaliser une purge
- → Évacuer les déchets
- → Consigner le soin

38 EPURATION EXTRA-RENALE

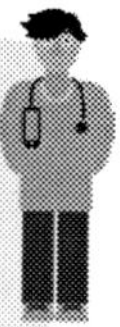

(Actes et soins techniques)

COMPRENDRE

Définition : technique de suppléance des reins quand ils sont défaillants = méthode de filtration sanguine artificielle

Contexte et indications :

Urgences métaboliques :

- → Hyperkaliémie menaçante (> 6,5 mmol/L)
- → Intoxication grave
- → Acidose métabolique sévère (pH < 7,1)

Insuffisance rénale aiguë : augmentation majeure de la créatinine

MATERIEL

- → Abord veino-veineux en général :
- → Cathéter double voie en fémoral ou en jugulaire interne
- → 2 cathéters simples sur 2 veines différentes
- → 2 cathéters simples sur la même veine en décalé
- → Circuit extra-corporel :
  - Ligne artérielle du patient vers la machine à dialyse
  - Ligne veineuse de la machine à dialyse vers le patient
- → Générateur : machine qui assure l'extraction, la circulation et la ré-injection du sang
- → Dialyseur ou filtre ou rein

METHODE PRATIQUE

Principes :

- → Pose des voies d'abord
- → Montage du circuit
- → Purge du circuit avec 2 litres de sérum physiologique hépariné
- → Relier le patient au circuit
- → Régler les débits
- → Compenser l'ultrafiltration : ré-injecter une solution de sérum salé isotonique avec un tampon bicarbonate des ions du potassium et du glucose, soit avant le dialyseur soit après
- → Anticoagulation du circuit pendant la dialyse avec de l'héparine

Astuce : pour éviter l'hypothermie, réchauffer le dialysat ou le sang sur la voie veineuse

LES DANGERS

Précautions d'emploi :

Patient scopé avec contrôles fréquents de son état clinique

Contrôle des débits sur le générateur

Réglage des alarmes :

- → Pression artérielle :
  - Normalement négative (-50 à -150 mmHg) car c'est une aspiration
  - En cas de chute de la TA : problème de cathéter (positionnel, coudé, thrombose) ou sur la ligne artérielle (clamp, thrombose)

- → Pression veineuse :
  - Normalement positive (+50 à +150 mmHg) car c'est une injection
  - Si augmentation de la pression veineuse : problème identique de cathéter ou de la ligne veineuse
- → Pression trans-membranaire :
  - Normalement entre 30 et 200 mmHg
  - Si augmentation : thrombose du filtre par défaut d'anticoagulation ou débit trop faible

Contre-indication : instabilité hémodynamique

Complications :

- → Hypothermie
- → Déséquilibre hydro-électrolytique
- → Hémodynamique (hypotension artérielle)
- → Embolie gazeuse : entrée d'air dans le circuit puis dans la circulation sanguine
- → Hémorragie par déconnexion du circuit

39 INTUBATION TRACHEALE

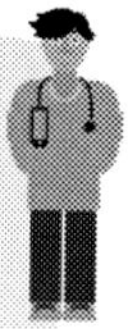

(Actes et soins techniques)

COMPRENDRE

Définition : mettre une sonde dans la trachée du patient en passant par les voies aériennes supérieures naturelles;

- → Par la bouche = intubation oro-trachéale (la plus fréquente)
- → Par le nez = intubation naso-trachéale

Contexte et indications : 3 indications principales;

Coma

Détresse respiratoire

Anesthésie générale

MATERIEL

- → Tenues : gants stériles, masque, charlotte, surblouse
- → Ventilateur : vérifié réglé et prêt
- → Plateau d'intubation :
  - Laryngoscope (lumière vérifiée et piles de rechange)
  - Lame de laryngoscope
  - Pince de Macgill
  - Mandrin semi-rigide
  - Canule de Guédel
  - Seringue de 10 mL
  - Gel lubrifiant
  - Compresses stériles

- → Sondes d'intubation de diamètres différents
- → Matériel d'aspiration fonctionnel
- → Ballon et masque pour la ventilation manuelle
- → Cordon pour fixer la sonde
- → Stéthoscope
- → Poubelle pour élimination des déchets

METHODE PRATIQUE

Principes : informer rassurer et expliquer le geste au patient conscient;

- → Installation du patient en décubitus dorsal, tête en hyper-extension (sauf traumatisé cervical), retrait des dentiers, scope, voie veineuse
- → Préparation des soignants : lavage des mains, habillage, lit à bonne hauteur
- → Pré-oxygénation (FiO2 à 100%) avec masque et ballon pour constitution d'une réserve pour la durée de l'intubation
- → Sédation du malade avec hypnotique et curare
- → Vérification du ballonnet de la sonde
- → Intubation par le médecin
- → Gonflage du ballonnet pour assurer l'étanchéité de la sonde
- → Vérification du bon fonctionnement de la sonde à l'aide du stéthoscope : ventilation dans les 2 poumons et absence de bruit dans l'estomac
- → Fixation de la sonde à l'aide du cordon
- → Connexion du patient au respirateur
- → Pose d'une sonde gastrique
- → Vérification par radiographie de thorax de la bonne position de la sonde d'intubation

- → Réinstallation du patient
- → Élimination des déchets
- → Lavage des mains
- → Consignation du soin

Astuce : bien évaluer l'ouverture buccale du patient pour adapter le diamètre de la sonde, afin d'éviter une intubation difficile ou forcée

LES DANGERS

Précaution d'emploi : vérification du matériel systématique

Contre-indication : chez le traumatisé cervical, une technique différente est employée

Complications :

Lors de l'intubation :

- → Fracture de dent(s)
- → Traumatisme des cordes vocales ou des anneaux trachéaux

À long terme :

- → Infection
- → Irritation

40 GAZ DU SANG ARTERIEL

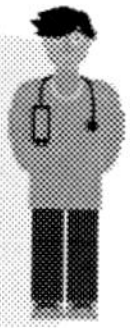

(Actes et soins techniques)

COMPRENDRE

Définition: prélèvement sanguin dans une artère pour mesurer le pH, la proportion en gaz (O_2 et CO_2), la concentration en bicarbonates et les lactates

Contexte et indications:

Détresse respiratoire

Désordre métabolique

MATERIEL

Tenue: gants, tablier, masque, charlotte pour l'infirmière

Pour l'asepsie:

- → Solution antiseptique
- → Eau stérile
- → Compresses

Pour l'anesthésie locale: patch EmlaÒ trans-cutanée

Pour le prélèvement:

- → Aiguille de 22 G
- → Seringue de 3 mL pré-héparinée
- → Compresses stériles

Pour le pansement :

- Compresse
- Ruban adhésif

Pour l'analyse :

- Étiquettes du patient
- Emballage de transport

Pour l'élimination des déchets :

- Poubelles jaune et noire
- Container pour objets contondants

METHODE PRATIQUE

Principes : ponction de l'artère radiale

- Mettre le patch anesthésique environ 1 heure avant le geste (l'effet réel est discutable, l'effet placebo est incontesté)
- Placer le patient en air ambiant ou avec le débit d'oxygène voulu 20 minutes avant l'acte
- Informer et rassurer le patient
- Réaliser le test d'Allen
- Se laver les mains
- Préparer le matériel
- Mettre les gants
- Désinfection en 3 temps
- Repérer l'artère et la pincer entre 2 doigts
- Tenir l'aiguille comme un stylo et introduire l'aiguille biseau vers le haut à 45°
- Le sang doit être rouge vif et doit monter de façon pulsatile dans la seringue (sinon, le prélèvement peut-être veineux)
- Retirer l'aiguille

- → Comprimer fermement avec une compresse imbibée d'antiseptique pour éviter l'hématome
- → Réaliser un pansement compressif
- → Fermer la seringue à l'aide du bouchon
- → Éliminer les déchets dans les poubelles adaptées
- → Se laver les mains
- → Envoyer rapidement le prélèvement au laboratoire
- → Consigner l'acte dans les transmissions

Astuce: test d'Allen

Objectif: permet de vérifier que la main a une double vascularisation: artère radiale et ulnaire. Assure une suppléance en cas de complication de l'examen

Réalisation:

- → Faire lever le bras à ponctionner
- → Comprimer les 2 artères au niveau du poignet: la main blanchit
- → Baisser la main du patient et ne décomprimer que l'artère ulnaire:
    - Si la main se recolore : l'artère ulnaire est fonctionnelle, on peut faire le gaz du sang
    - Si la main ne se recolore pas : on ne peut pas faire le gaz du sang de ce côté

LES DANGERS

Précautions d'emploi : faire le test d'Allen, bien compléter le bon d'analyse (température, air ambiant ou débit d'oxygène à préciser)

Contre-indications: test d'Allen négatif, trouble de l'hémostase

Complications: hémorragie, hématome, lésion nerveuse

41 OXYGENOTHERAPIE

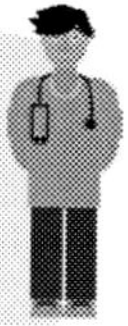

(Actes et soins techniques)

COMPRENDRE

Définition: administration d'oxygène par voie respiratoire à un patient pour l'obtention d'une saturation sanguine en oxygène suffisante permettant le bon fonctionnement des organes

Contexte et indications:

- → Détresse respiratoire aiguë
- → Insuffisance respiratoire chronique
- → Intoxication au monoxyde de carbone (CO)
- → États de choc
- → Anémie

MATERIEL

Sources d'oxygène:

- → En milieu hospitalier: prise murale reliée à un circuit d'oxygène
- → Pour les transports: bouteille d'oxygène
- → À domicile: appareil extracteur d'oxygène

Moyens d'administration:

- → Patient conscient:
  - Lunettes nasales
  - Masque à oxygène simple
  - Masque Haute Concentration (MHC)

- Patient inconscient :
  - Le BAVU (Ballon Auto-remplisseur à Valve Unidirectionnelle)
  - Masque laryngé
  - Intubation trachéale

METHODE PRATIQUE

Principes :

Lunettes nasales :

- Administration d'oxygène à faible débit (jusqu'à 6 L/minute)
- Disposer les 2 embouts dans les narines puis faire passer les tubulures derrière les oreilles et sous le menton avant de resserrer avec l'anneau commun

Masque à oxygène simple :

- Administration d'oxygène à débit moyen (jusqu'à 8 L/minute)
- Ne pas utiliser pour un débit < 4 L/minute : risque d'inhaler l'air expiré riche en CO_2
- S'utilise généralement pour réaliser les aérosols

Masque Haute Concentration (MHC) :

- Administration d'oxygène à débit élevé (jusqu'à 15 L/minute)
- Composé d'un ballon et d'un système de valves pour concentrer l'oxygène et éliminer le dioxyde de carbone

Le BAVU :

- Ventilation manuelle d'un patient en arrêt respiratoire en lui insufflant de l'air
- Masque étanche adapté sur le visage du patient
- Volume du ballon = 2,5 L
- Compression avec un poing à chaque insufflation (600 mL)

Le masque laryngé :

- → Sonde trachéale entourée d'un coussinet gonflable
- → Utile en cas d'intubation difficile

LES DANGERS

Précautions d'emploi : surveillance de la SpO2, inefficacité des lunettes nasales si congestion ou obstruction nasale

Contre-indications : aucune

Complications :

Lunettes nasales : sécheresse de la muqueuse nasale et lésions de frottement derrière les oreilles

Masques : inconfort des patients, sensation d'oppression

MHC : risque de toxicité pulmonaire à fortes doses d'utilisation prolongée car oxygène pur

42 VENTILATION MECANIQUE

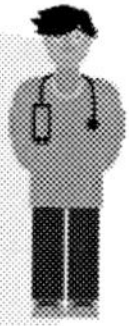

(Actes et soins techniques)

COMPRENDRE

Définition: assistance respiratoire chez un patient intubé

Contexte et indications: 3 indications principales:

- → Anesthésie générale
- → Détresse respiratoire
- → Protection des voies aériennes chez un patient comateux

MATERIEL

- → Sonde d'intubation trachéale
- → Ventilateur
- → Circuit de ventilation à usage unique
- → Humidificateur
- → Source d'oxygène

METHODE PRATIQUE

Principes : plusieurs réglages possibles du ventilateur pour atteindre un objectif de SpO2 > 94 %:

- → La ventilation en pression contrôlée:
  - Le malade est actif : il déclenche ses propres cycles respiratoires

- La machine l'aide seulement à atteindre un volume suffisant
- Réglages : FiO2, les pressions (inspiratoire et expiratoire)

→ La Ventilation Assistée Contrôlée (VAC) :

- La machine contrôle quasiment complètement la ventilation
- Réglages : FR, les volumes, la FiO2 et la Pression Expiratoire de Pointe (PEP = pression pulmonaire à la fin de l'expiration)
- Le malade peut enclencher lui-même un cycle et donc augmenter sa fréquence respiratoire

→ La Ventilation Contrôlée (VC) :

- Comme la VAC, mais le malade est passif
- La machine contrôle totalement la ventilation

→ La Pression Expiratoire Positive (PEP) : seule ou en association aux autres modes, elle consiste à maintenir une pression en fin d'expiration pour éviter un collapsus des alvéoles

Astuces :

Réglages de base :

→ FR = 12 / minute

→ FiO2 = 21 - 100 %

→ PEP = 5 mmHg

En ventilation contrôlée :

→ Une augmentation de la pression inspiratoire signifie un obstacle au flux d'air : bronchospasme, sécrétions obstructives

→ Une baisse de cette pression signifie une fuite dans le système

LES DANGERS

Précautions d'emploi: surveillance pluri-quotidienne

→ Réglages du ventilateur et alarmes
→ Circuit
→ Efficacité: signes de lutte, cyanose, SpO2

Contre-indication: aucune

Complications:

→ Pneumopathie
→ Hémodynamique : la ventilation mécanique augmente la pression dans la cage thoracique et donc diminue le retour veineux vers le cœur
→ Baro-traumatisme: si pression trop élevé dans les poumons
→ Volo-traumatisme: si volume trop élevé dans les poumons

ZOOM : VENTILATION NON INVASIVE

→ Masque étanche qui assure un PEP
→ Le patient déclenche lui-même ses cycles respiratoires
→ Technique très efficace mais inconfortable pour le patient
→ Surveillance: agitation, SpO2

43 VOIE VEINEUSE CENTRALE

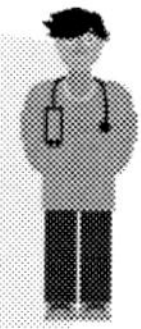

(Actes et soins techniques)

COMPRENDRE

Définition : Cathéter de gros calibre placé dans une veine de gros calibre (jugulaire interne, sous-clavière, fémorale)

Contexte et indications : utilisée en cancérologie et en réanimation

Permet l'administration de médicaments toxiques pour le système veineux

Permet la nutrition parentérale au long cours

MATERIEL

Tenues :

- → Gants et blouse stériles pour le médecin
- → Gants et tablier pour l'infirmière
- → Masques et charlotte pour le médecin et l'infirmière

Pour l'asepsie :

- → Champs : 1 stérile et 1 troué
- → Solution antiseptique
- → Eau stérile
- → Compresses

Pour la pose de la voie:

- → Pour l'anesthésie locale: xylocaïne, aiguille IM, seringue
- → Kit voie centrale: aiguille, cathéter, guide métallique, dilatateur
- → Fixation de la voie: fil à suture, pansement occlusif

Pour le montage des perfusions:

- → Rampes, robinets, tubulure
- → Sérum physiologique

Pour l'élimination des déchets:

- → Poubelles jaune et noire
- → Container pour objets contondants

METHODE PRATIQUE

Principes :

- → Informer le patient sur le geste
- → L'installer confortablement en position de Trendelenburg (tête plus basse que le cœur)
- → Se laver les mains et s'habiller
- → Désinfection en 3 temps à l'endroit de la pose du cathéter
- → Servir le matériel stérile
- → Pose du cathéter par le médecin:
  - Désinfection cutanée
  - Pose du champ troué
  - Purge de toutes les tubulures
  - Cathétérisation de la veine
  - Pose de la voie
  - Fixation de la voie par des points de suture
  - Réalisation d'un pansement occlusif

- → Vérification du retour veineux
- → Réinstaller le patient
- → Se désinfecter les mains
- → Consigner les soins dans les transmissions

Astuces : la purge des tubulures peut se faire avec les médicaments nécessaires pour éviter un délai d'action parfois précieux en réanimation

LES DANGERS

Précautions d'emploi : faire systématiquement un contrôle radiographique après la pose de la voie (jugulaire ou sous-clavière) pour s'assurer de l'absence de pneumothorax iatrogène

Contre-indications :

Infection au point de ponction

Trouble de l'hémostase

Complications :

Pneumothorax

Hématome

Infection

Thrombose de cathéter

ZOOM : ENTRETIEN DE LA VOIE VEINEUSE CENTRALE

Surveillance de la voie : pluri-quotidienne et consignée, on vérifie :

- → Le point de ponction : signes inflammatoires (douleur, rougeur)
- → Le pansement : propre, occlusif
- → Le bon fonctionnement de la voie : présence d'un retour veineux
- → Le bon état du montage : pas de fuite, propreté

Utilisation de la voie : injecter un médicament ou prélever du sang

- → Prévenir le patient
- → L'installer en décubitus dorsal
- → Préparer le matériel :
  - Compresses stériles
  - Antiseptique
  - Seringue de 10 mL
  - Sérum physiologique
  - Médicaments préparés
- → Se laver les mains, s'habiller et mettre des gants
- → Les voies/robinets sont toujours à manipuler entre 2 compresses imbibées d'antiseptique
- → Vérifier le bon fonctionnement de la voie :
  - Fermer la voie
  - Retirer le bouchon du robinet
  - Adapter la seringue de sérum physiologique
  - Ouvrir la voie, aspirer puis rincer
  - Fermer la voie et désadapter la seringue
- → Donner le traitement :
  - Adapter le traitement sur la voie
  - Ouvrir la voie et faire passer le traitement
- → À la fin du traitement :
  - Fermer la voie
  - Retirer le traitement
  - Rincer la voie pour en vérifier le bon fonctionnement
  - Fermer puis mettre le bouchon sur la voie
- → Consigner le soin dans les transmissions

44 NUTRITION PARENTERALE

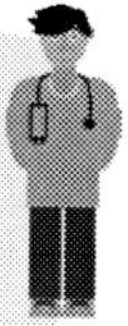

(Actes et soins techniques)

COMPRENDRE

Définition : alimentation artificielle exclusivement apportée par voie veineuse permettant de mettre au repos l'ensemble du tube digestif

Contexte et indications : alimentation classique par le tube digestif insuffisante ou impossible :

Hypercatabolisme : cancers, inflammations majeures, brûlures

Maladies du tube digestif

MATERIEL

Voies d'administration possibles :

→ Voie veineuse périphérique

→ Voie veineuse centrale

→ Chambre implantable = Port À Cath (PAC)

Médicaments nutritionnels :

→ Flacons séparés :

- Glucides
- Protides
- Lipides

- → Mélanges:
  - Double = glucides + protides
  - Triple = glucides + protides + lipides
- → Compléments:
  - Électrolytes = sodium, potassium, magnésium, phosphore
  - Vitamines
  - Oligo-éléments = zinc, sélénium

METHODE PRATIQUE

Principes : utilisation en conditions stériles

- → Perfusion continue ou cyclique
- → Débit continu, lent
- → Pour une voie veineuse périphérique:
  - Utilisation de courte durée (< 10 jours)
  - Utilisation de solutés aussi peu osmolaires que possible (< 1000 osm/L)
  - Voie spécialement réservée à la nutrition
  - Surveillance du point de de perfusion et changement régulier du site de perfusion
- → Pour une voie veineuse centrale:
  - Durée d'utilisation plus longue
  - Solutés d'osmolarités plus élevées mieux tolérés

Astuce: les poches de nutrition parentérale ont une présentation un peu particulières. Il y a 2 ou 3 compartiments qu'il va falloir mélanger avant de perfuser; 2 techniques pour cela:

- → Écarter chaque zone de jonction avec les mains
- → Poser la poche à plat sur une table et la rouler pour que le liquide traverse les zones de jonction et se mélange

Il y a un risque lors de cette manipulation de faire rompre la poche et que le soluté fuit : le liquide est très collant donc attention à ne pas s'en mettre partout !

LES DANGERS

Précautions d'emploi :

→ Surveillance clinique : point de perfusion, douleur sur le trajet veineux, poids, oedèmes

→ Surveillance biologique : bilan protidique, lipidique, hépatique, ionogramme sanguin, dosage vitaminiques

Contre-indications :

→ État de choc

→ Insuffisance hépatique sévère

→ Insuffisance rénale sévère non traitée

Complications :

Liées à la voie d'abord :

→ Infection de cathéter / veinite

→ Thrombose veineuse

→ Occlusion du cathéter

Métaboliques :

→ Apports inadaptés :
- Hyper- ou hypo-glycémie
- Dénutrition protidique
- Anomalies du bilan lipidique
- Oedèmes ou déshydratation
- Carences vitaminiques

→ Complications hépato-biliaires

45 NUTRITION ENTERALE

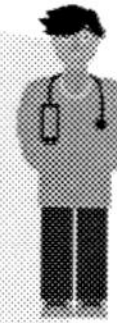

(Actes et soins techniques)

COMPRENDRE

Définition : alimentation artificielle apportée dans le tube digestif à l'aide d'une sonde ou d'une stomie

Contexte et indications : apport exclusivement entéral ou en complément d'une alimentation orale insuffisante :

Alimentation orale impossible : cancer ORL, intubé

Alimentation orale insuffisante :

→ Hypercatabolisme : cancers, infections, brûlures

→ Malabsorption digestive

MATERIEL

Voies d'administration possibles :

→ Sonde Naso-Gastrique (SNG)

→ Sonde naso-jéjunale

→ Gastrostomie = court-circuit de l'estomac à la peau

→ Jéjunostomie = court-circuit du jéjunum à la peau

Mélanges ; ils sont tous stériles :

→ Polymériques :

- Contiennent glucides, lipides et protides entiers
- Peuvent contenir des fibres
- Proches de l'alimentation classique

- → Semi-élémentaires :
  - Nutriments sélectionnés
  - Adaptés selon la situation pathologique
- → Immuno-modulateurs :
  - Effet sur l'immunité
  - Indications limitées

METHODE PRATIQUE

Principes :

- → Informer, rassurer et placer le patient en position semi assise
- → Préparer le matériel
- → Se laver les mains
- → Mettre des gants, un masque et une charlotte
- → Vérifier le bon fonctionnement et l'état de la voie d'administration : sonde en place et non bouchée, stomie propre
- → Relier la nutrition à la voie d'administration
- → Régler un débit continu et lent
- → À la fin de le perfusion, rincer la voie d'administration à l'eau

Astuces :

- → Administration de certains médicaments par la sonde possible
- → En cas de mauvaise vidange gastrique (résidus importants) : mettre un débit plus lent et donner des prokinétiques au patient (érythromycine)

LES DANGERS

Précautions d'emploi : surveillance du transit, du poids, de la tolérance clinique et des résidus gastriques

Contre-indications:

État de choc

Occlusion digestive

Thrombose des artères irriguant le tube digestif (= infarctus mésentérique)

Complications:

Pneumopathie d'inhalation

Troubles digestifs: diarrhée, vomissements, douleurs abdominales

46 SOINS DE BOUCHE

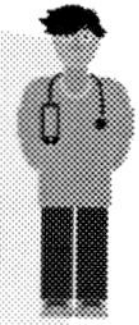

(Actes et soins techniques)

COMPRENDRE

Définition: soins d'hygiène buccale chez le patient intubé

Contexte et indications: chez les patients intubés en réanimation:

- → Amélioration du confort du patient: hydratation buccale
- → Diminution des complications de la sonde d'intubation : pneumopathie, lésions muqueuses, infections

MATERIEL

- → Gants, tablier, masque et lunettes
- → Seringue de 50 mL
- → Eau stérile
- → Solution antiseptique adaptée aux muqueuses
- → Abaisse langue et compresses non stériles
- → Matériel d'aspiration avec sonde d'aspiration
- → Poubelle

METHODE PRATIQUE

Principes : soin pluri-quotidien:

- → Si le patient est conscient, le rassurer et lui expliquer le soin
- → Préparer le matériel
- → Se laver les mains
- → S'habiller
- → Vérifier que le ballonnet de la sonde est gonflé (garantie de l'étanchéïté des voies aériennes)
- → Inspecter la cavité buccale et identifier les lésions : dents, gencives, joues, palais, langue
- → Passer une compresse imbibée d'antiseptique sur chaque partie en changeant de compresse régulièrement
- → Éliminer les déchets
- → Se laver les mains
- → Consigner le soin dans le dossier de transmissions

Astuces:

- → Il est possible d'irriguer la cavité buccale à l'aide d'une seringue de 50 mL en ré-aaspirant à chaque fois
- → Soin à adapter à l'état d'autonomie et de conscience du patient

LES DANGERS

Précaution d'emploi : entourer l'abaisse langue de compresses pour ne pas risquer de léser la muqueuse buccale

Contre-indication: allergie à l'antiseptique (aux excipients iodés pour la BétadineÒ)

Complications:

Lésion de la muqueuse

Inhalation de liquide

ZOOM : MYCOSE BUCCALE

Infection fongique principalement à Candida albicans (champignon)

L'alternance entre solution de fungizone et de bicarbonate peut soigner le patient

47 SONDAGE GASTRIQUE

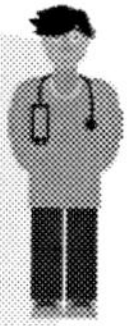

(Actes et soins techniques)

COMPRENDRE

Définition : ***sonde à placer dans l'estomac*** en passant soit par le nez (naso-gastrique) soit pas la bouche (oro-gastrique) du patient

Contexte et indications :

Chez le patient intubé :

- → Aspiration des sécrétions qui se trouvent dans l'estomac
- → Prévention de l'inhalation de liquide gastrique

Pour la nutrition entérale chez le patient qui en a besoin

MATERIEL

Tenue : gants, masque, charlotte et tablier

Sonde gastrique

Pour la pose :

- → Seringue de 60 mL adaptable à la sonde
- → Lubrifiant
- → Sparadrap
- → Stéthoscope

Pour l'élimination des déchets : poubelle jaune

Matériel d'aspiration ou de nutrition selon l'indication

METHODE PRATIQUE

Principes : sonde naso-gastrique (soin non stérile mais propre)

- → Informer et expliquer le soin au patient s'il est conscient
- → L'installer en position assise
- → Se laver les mains
- → Préparer le matériel
- → Mettre des gants
- → Estimer la longueur de la sonde à insérer:
- → Lubrifier la sonde
- → Introduire la sonde horizontalement dans une narine et la faire progresser lentement
- → Au carrefour oro-pharyngé, faire déglutir le patient
- → Faire progresser la sonde jusqu'au repère
- → Vérifier que la sonde est bien placée dans l'estomac:
  - Adapter la seringue remplie à moitié d'air à la sonde
  - Placer le stéthoscope sur la poche gastrique
  - Injecter l'air
  - On entend des borborygmes si la sonde est bien dans l'estomac
- → Clamper la sonde et désadapter la seringue
- → Relier la sonde à l'aspiration ou à la nutrition
- → Fixer la sonde à la narine avec un morceau de sparadrap en cravate
- → Retirer les gants
- → Réinstaller le patient
- → Éliminer les déchets dans les poubelles adaptées

Astuce: faire une radiographie de contrôle pour s'assurer que la sonde est bien dans l'estomac (et pas enroulée)

LES DANGERS

Précaution d'emploi : la pose de la sonde est désagréable mais normalement non douloureuse. Interrompre le soin en cas de douleur importante

Contre-indications:

→ Pathologie ORL (risque de dissémination d'un cancer)

→ Varices oesophagiennes (risque d'hémorragie)

Complications:

→ Sécheresse / lésion de la cloison nasale

→ Mastoïdite

→ Pharyngite

→ Rupture de varice oesophagienne

→ Perforation d'ulcère

ZOOM : SURVEILLANCE ET SOINS QUOTIDIENS DE LA SONDE

→ Vérifier sa perméabilité

→ Vérifier l'absence d'escarres des parois nasales

→ Si douleur: retire la sonde

→ Soins de narines: instillation de sérum physiologique

→ Changement quotidien du spradrap

48 SONDAGE URINAIRE

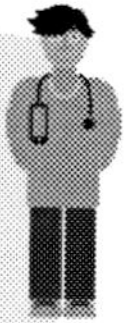

(Actes et soins techniques)

COMPRENDRE

<u>Définition</u>: drainage des urines de la vessie vers l'extérieur.

2 techniques sont possibles:

- → ***Sondage urétéral***: le plus courant et détaillé ici
- → Cathéter sus-pubien

<u>Contexte et indications</u>:

- → État de choc
- → Surveillance de la diurèse
- → Rétention urinaire

MATERIEL

Tenue: gants propres et stériles, masque et charlotte

Sonde urétérale

Kit de sondage:

- → Seringue de 10 mL
- → Ampoule d'eau stérile
- → Lubrifiant
- → Champs stériles: 1 de table et 1 troué

Pour la toilette hygiénique :

- → Bassin
- → Savon
- → Eau
- → Gant de toilette
- → Serviette

Pour la toilette antiseptique :

- → Désinfectant adapté aux muqueuses
- → Compresses stériles

Poche collectrice d'urines

Pour l'élimination des déchets : poubelles jaune et noire

METHODE PRATIQUE

Principes :

- → Informer le patient, lui expliquer le soin
- → Installer le patient confortablement en décubitus dorsal
- → Faire une toilette génitale hygiénique classique
- → Se laver les mains, mettre les gants propres
- → Procéder à une toilette génitale antiseptique :
  - Ouvrir les compresses stériles et les imbiber d'antiseptique
  - Mettre les gants stériles
  - Nettoyer la région génitale : du plus propre vers le plus sale, un seul passage par compresse
- → Enlever les gants, préparer le matériel : ouvrir le kit sur le champ de table stérile
- → S'habiller, mettre les gants stériles

→ Préparer le matériel :
  - Connecter la poche et la sonde (système clos)
  - Lubrifier la sonde
  - Remplir la seringue d'eau stérile
  - Tester le ballonnet de la sonde
→ Placer le champ troué sur le patient
→ Saisir la sonde dans une main
→ Prendre une compresse de l'autre main et :
  - Chez une femme, écarter les lèvres pour exposer le méat urinaire
  - Chez un homme, prendre la verge et la tirer vers le haut
→ Insérer délicatement la sonde urinaire jusqu'à ce que l'urine s'écoule
→ Gonfler le ballonnet avec la seringue d'eau stérile, vérifier que la sonde est bien bloquée
→ Éliminer les déchets dans les poubelles adaptées
→ Enlever les gants
→ Réinstaller le patient
→ Se laver les mains
→ Consigner le soin dans le dossier de transmissions

Astuces :

La quantité d'eau nécessaire au gonflage du ballonnet est inscrite sur la sonde

Prévention de l'hémorragie a vacuo (vidange trop rapide d'une vessie distendue) : clampage tous les 500 mL

Prévention du syndrome de levée d'obstacle : réhydratation per os ou plus fréquemment par voie veineuse pour compenser le volume d'urine retiré

LES DANGERS

Précaution d'emploi : 1er sondage chez l'homme = geste médical

Contre-indications :

→ Prostatite

→ Traumatisme urétral

Complications :

→ Infection urinaire chez la femme / prostatite chez l'homme

→ Sténose ou perforation urétérale

→ Hémorragie

ZOOM 1 : PREVENTION DES INFECTIONS

→ Poche toujours déclive

→ Favoriser une bonne diurèse par une bonne hydratation

→ Toilette soigneuse et quotidienne du méat urinaire

→ Toujours rester en système en clos (ne jamais déconnecter sonde et poche)

→ Vidanger la poche avant toute mobilisation du patient

ZOOM 2 : CATHETER SUS- PUBIEN

→ Méthode de sondage des urines vésicales en cas de contre-indication au sondage urétéral

→ Geste médical qui consiste en une « stomie » à la peau de la vessie par ponction en hypogastre

→ Contre-indications :

- Patient sous traitement anticoagulant
- Trouble de la coagulation
- Tumeur de vessie
- Pontage aorto-fémoral

49 TRANSFUSION

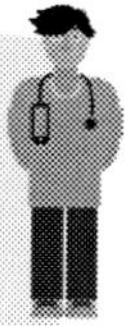

(Actes et soins techniques)

COMPRENDRE

Définition : Administration intra-veineuse de ***Produits Sanguins Labiles*** (PSL)

Contexte et indications:

3 degrs d'urgence pour la délivrance de ces produits:

- → ***Urgence vitale immédiate*** : délivrance de culots globulaire O- sans délai et sans attendre les résultats du bilan pré-transfusionnel
- → ***Urgence vitale*** < 60 minutes
- → ***Urgence relative***: délivrance des produits dans un délai de 2 heures

Indications à la transfusion:

- → Choc hémorragique
- → Anémie
- → Troubles de l'hémostase

MATERIEL

- → Pied à perfusion
- → Tubulure pour transfusion avec filtre
- → Tensiomètre et thermomètre dans la chambre

- Documents de surveillance:
  - Dossier transfusionnel: antécédents transfusionnels, résultats du groupe rhésus et des RAI (Recherche d'Agglutinines Irrégulières)
  - Fiche de distribution
  - Prescription médicale
- Matériel pour le contrôle pré-transfusionnel ultime
- Matériel pour la pose d'une voie veineuse périphérique si besoin

METHODE PRATIQUE

Principes :

Examens immuno-hématologiques: bien authentifier le patient

- ***2 déterminations du groupe ABO et du rhésus***
- ***RAI*** < 72h pour la transfusion

La prescription des PSL par le médecin comporte :

- L'identité du patient du médecin et du service demandeur
- Le degré d'urgence
- Le type de produits désirés
- La quantité de culots
- Les résultats du groupe, rhésus et des RAI
- L'indication clinique

À la réception des produits, contrôler:

- Les conditions de transport
- Le type de produit et la quantité
- L'intégrité des poches

Avant la transfusion; ***contrôle pré-transfusionnel ultime*** obligatoire:

→ Au lit du patient

→ En présence du patient

→ Par l'infirmière qui va réaliser la transfusion

→ Vérification de la concordance entre :

- L'identité du patient présent dans la chambre, l'identité sur la prescription, celle sur la fiche de distribution et celle sur les résultats du groupe et des RAI
- La référence des poches et celle la fiche de distribution
- Le groupe sanguin sur le groupage, celui sur la fiche de distribution et sur les poches

→ Réalisation du test d'agglutination = ***test de Beth-Vincent***

- Sur un carton validé par l'AFSSAPS dûment rempli
- Prélever une goutte de sang du patient et de la poche, les déposer dans les cases prévues
- Mettre une goutte de sérum physiologique sur chaque case de réactif (anti-A et anti-B)
- Ajouter du sang dans chaque réactif à l'aide d'une tige
- Comparer les réactions d'agglutination entre le sang du donneur et celui du receveur
- La moindre différence interdit la transfusion

Transfusion:

→ Sur une voie veineuse dédiée

→ Culot par culot

→ Présence continue de l'infirmière pendant les 15 premières minutes

→ Surveillance rapprochée pendant toute la transfusion:

- Clinique: malaise, frissons, fièvre
- Constantes: TA, FC, FR

Traçabilité de l'acte transfusionnel

Astuces:

S'assurer d'une présence médicale dans le service

Dossier transfusionnel à conserver

Conserver les culots transfusés 2h après la fin de la transfusion

LES DANGERS

Précaution d'emploi: respecter les règles citées

Contre-indication: anomalie au test ultime

Complications:

Immunologiques:

- → Hémolyse par incompatibilité ABO
- → Syndrome frissons-hyperthermie
- → Réactions allergiques

Infectieuses:

- → Virales: hépatite, VIH
- → Bactériennes: choc septique
- → Parasite: paludisme

Surcharge:

- → Oedèmes pulmonaire
- → Surcharge en fer (hémochromatose)

ZOOM : EN CAS DE COMPLICATION TRANSFUSIONNELLE

- → Arrêter immédiatement la transfusion
- → Appeler le médecin
- → Thérapeutiques adaptées : oxygène, remplissage ..

- → Ne pas jeter la tubulure utilisée pour la transfusion
- → Remplir une feuille d'accident transfusionnel
- → Prévenir l'hémovigilance et éventuellement leur envoyer la tubulure pour analyse

50 ANESTHESIE

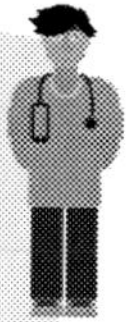

(Actes et soins techniques)

COMPRENDRE

<u>Définition</u> : ***suppression des sensations*** et en particulier de la douleur. Ce terme comporte 3 effets majeurs : immobilité, amnésie et inconscience

<u>Contexte et indications</u> :

→ ***Anesthésie Générale*** (AG) : acte médical avec suspension temporaire et réversible de la conscience et de la sensibilité douloureuse lors des actes chirurgicaux lourds

→ ***Anesthésie Loco-Régionale*** (ALR) : a l'avantage de ne pas entraîner de perte de conscience. La respiration et les réflexes de protection des voies aériennes sont maintenus. Les anesthésies d'un membre diminuent le risque de complications, en voici les principales indications;

- Durée et champ opératoire compatibles
- Conscience et respiration du patient conservées
- En supplément de l'AG, à visée analgésique per- et post-opératoire : réveil sans douleur et plus rapide

MATERIEL

Grande variété en fonction des besoins et des circonstances pour l'anesthésie générale;

→ Scope continu: ECG, FC, TA, SpO2, CO2

→ Ventilation: contrôle des VAS, aspiration, respirateur...

→ Fluides médicaux: oxygène, air comprimé, N2O, vide médical...

→ Matériel de réanimation: défibrillateur, drogues de réanimation

Pour les ALR, on distingue:

→ Les anesthésies rachidiennes pour les chirurgies sous-ombilicales de durée < 3 heures:
- Péridurale
- Rachi-anesthésie

→ Les blocs périphériques:
- Blocs plexiques
- Blocs tronculaires

→ Les Anesthésies Locales (AL):
- Infiltration intra-dermique ou sous-cutanée
- Topique: crème cutanée
- Collyre en ophtalmologie

METHODE PRATIQUE

Principes :

Anesthésie Générale:

→ Souvent multi-modale: association de l'AG et de l'ALR

→ Association de 3 drogues par voie intra-veineuse ou inhalée:
- ***Hypnotiques***: perte de conscience et amnésie
- ***Morphiniques***: analgésie

- ***Curares***: relâchement musculaire et intubation plus facile

→ Il s'agit d'un coma pharmacologique, l'intubation est donc obligatoire

Anesthésie Loco-Régionale:

→ Utilisation d'anesthésiques locaux : lidocaïne, bupivacaïne, ropivacaïne

→ Inhibition de l'ouverture des canaux sodiques des axones avec pour effet le blocage temporaire et réversible de la propagation des potentiels d'action

→ Au contact des nerfs, ils bloquent:

- La transmission des influx nerveux
- La commande des fibres motrices
- Le système nerveux autonome (ou sympathique)

Astuces:

Les avantages de l'AG :

→ Contrôle des voies aériennes

→ Amnésie

→ Stabilité hémodynamique

Les avantages de l'ALR:

→ Évite l'intubation (en obstétrique surtout)

→ Excellente analgésie

LES DANGERS

Précautions d'emploi:

La ***consultation d'anesthésie***:

→ Délai légal de 48 heures minimum avant le geste programmé

→ Si la chirurgie est urgente, la seule obligation est de faire une consultation pré-opératoire immédiate

- → Objectifs :
  - Évaluer les risques liés au terrain du patient : interrogatoire, examen clinique et biologique
  - Évaluer les risques liés à la chirurgie elle-même
- → Au terme de cette évaluation, il faut informer le patient :
  - Sur la technique d'anesthésie
  - Sur la prise en charge de la douleur
  - Sur le risque de transfusion
  - Sur les complications possibles

La ***Salle de Surveillance Post-Interventionnelle*** (SSPI) :

- → Tout patient anesthésié doit faire un séjour en SSPI
- → Élimination des drogues d'anesthésie :
  - Interruption de l'administration des agents anesthésiques
  - Antagonisation des curares : prostigmine
  - Antagonisation de l'analgésie : naloxone
  - Antagonisation des benzodiazépines très rarement : flumazénil
- → Récupération d'une ventilation spontanée et efficace, d'une déglutition et d'une hémodynamique stable
- → Contrôle de la douleur post-opératoire avec relais de l'analgésie par morphine sous-cutanée et/ou ALR
- → Normalisation de la température
- → Vérification de l'absence de complication chirurgicale immédiate

Contre-indication : refus du patient

Complications :

Anesthésie Générale :

- → Pneumopathie d'inhalation

→ Choc anaphylactique

→ Hypothermie

→ Douleurs post-intubation

Anesthésie Loco-Régionale:

→ Échecs

→ Accidents très rares mais gravissimes

→ Celles de la ponction lombaire pour les anesthésies rachidiennes:

- Céphalées post-ponction dure-mérienne
- Lombalgies
- Avec en plus la rétention d'urines

ZOOM : INFIRMIERS ANESTHESISTES DIPLOMES D'ETAT (IADE)

Ce sont des infirmiers spécialisés qui, après leur formation initiale et 24 mois à temps plein d'exercice, ont présenté le concours d'entrée en école d'infirmiers anesthésistes

2 années d'études sont alors nécessaires pour décrocher ce titre.

Les ***IADE*** appliquent les techniques d'anesthésie générale et loco-régionale en association avec les médecins anesthésistes

L'IADE peut aussi travailler dans les services de réanimation, Services Mobiles d'Urgence et de Réanimation (SMUR, SAMU) ou encore dans les centres anti-douleur où son expertise est reconnue

51 ELECTROCARDIOGRAMME

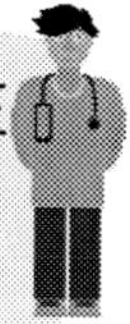

(Compétence 4)

COMPRENDRE ET EXPLIQUER AU PATIENT

- → Enregistrement de l'activité électrique du coeur
- → Des électrodes sont placées sur le thorax du patient ainsi que sur ses membres
- → C'est un examen rapide (quelques minutes), totalement indolore, effectué au lit du patient qui ne doit pas bouger ni parler pendant quelques secondes

INDICATIONS

- → Douleur thoracique
- → Malaise
- → Suspicion de pathologie cardiaque
- → État de choc
- → Bilan pré-opératoire

LES DANGERS

Précautions d'emploi : raser si besoin

Contre-indication : aucune

Complication : aucune

NORMES ET RESULTATS

Normes:

Réglages standards:

- 1 cm de haut = 1 mV
- 1 mm de long = 40 ms (ou 25 mm = 1 sec)

Aspect normal d'un complexe ECG (= 1 contraction)

- Onde P = contraction de l'oreillette
  - Toujours positive
  - Durée < 120 ms (3 mm)
- Espace PR = temps de conduction entre l'oreillette et le ventricule: < 200 ms (5 mm)
- QRS = contraction du ventricule et décontraction de l'oreillette (1 onde positive « r » entre 2 ondes négatives « q » et « s »): < 120 ms (3 mm)
- Onde T = décontraction du ventricule
- Segment ST habituellement sur la ligne iso-électrique

Résultats : lire un ECG grâce au moyen F R A C H I

F = Fréquence: calculer la FC;

- Prendre 2 complexes QRS successifs
- Partir du 1er et à à chaque grand carreau passé décompté comme suit : 300 - 150 - 100 - 75 - 60 - 50 - 40 jusqu'à atteindre le complexe QRS suivant
- La FC est approximativement égale au nombre sur lequel on s'est arrêté

R = Rythme:

- Est-il régulier ? Y a t-il toujours le même espace entre 2 QRS ?
- Est-il sinusal ? Y a t-il toujours une onde P avant chaque QRS ?
- Rythme irrégulier et sans onde P = Fibrillation Auriculaire (FA)

A = Axe du coeur: normalement l'onde P est positive en D1 et AVF

C = Conduction:

→ Durée du PR > 200 ms: trouble de conduction entre oreillette et ventricule; on parle de Bloc Auriculo-Ventriculaire (BAV)

→ Durée du QRS > 120 ms : trouble de conduction dans le ventricule; on parle de Bloc de Branche Gauche ou Droit (BBG ou BBD)

H = Hypertrophie: onde R très ample en V5 ou V6, il s'agit peut être d'une Hypertrophie Ventriculaire Gauche (HVG)

I = Infarctus: le segment ST est décalé vers le haut = urgence

ZOOM : REALISATION D'UN ECG

Informer le patient

L'allonger torse nu, raser si nécessaire

Placer les électrodes:

→ Pour les dérivations frontales (D1, D2, D3, AVF, AVL, AVR):

- Aux extrémités des membres
- À droite : électrode rouge au poignet et noire à la cheville (retenez « le rouge et le noir » ou « le sang sur le bitume »)
- À gauche : électrode jaune au poignet et verte à la cheville (retenez le soleil sur la prairie)

→ Pour les dérivations précordiales (V1 à V6):

- V1 (rouge): 4ème espace intercostal droit au bord du sternum
- V2 (jaune) : 4ème espace intercostal gauche au bord du sternum
- V4 (marron): 5ème espace intercostal gauche, ligne médio-claviculaire
- V3 (vert): entre V2 et V4

- V6 (violet) : 5ème espace intercostal gauche, ligne axillaire moyenne
- V5 (noir): entre V4 et V6

Vérifiez les branchements

Mettre le filtre

Demander au patient de ne pas bouger ni parler

Lancer l'enregistrement et l'impression

Retirer les électrodes du patient

Mettre une étiquette du patient sur le tracé

52 BANDELETTE URINAIRE

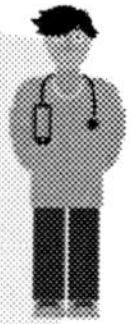

(Compétence 4)

COMPRENDRE ET EXPLIQUER AU PATIENT

- Examen de débrouillage permettant une analyse instantanée des urines, au contact de réactifs spécifiques
- Un Examen Cyto-Bactériologique des Urines (ECBU) permet de compléter l'analyse afin de préciser une anomalie, identifier un germe suspect et connaître sa sensibilité aux différents antibiotiques (antibiogramme)

INDICATIONS

- Démarche diagnostique lors d'une suspicion d'infection urinaire chez la femme, de prostatite chez l'homme
- Rechercher les complications d'un diabète : glycosurie, cétonurie

LES DANGERS

Précautions d'emploi : examen à réaliser dans des conditions d'asepsie pour éviter la contamination cutanée

Contre-indication : aucune

Complication : aucune

NORMES ET RESULTATS

- → pH urinaire : normale entre 4 et 8
- → Leucocytes : témoin d'une infection urinaire si présents
- → Nitrites : témoin d'une infection urinaire si présents
- → Glucose : normalement absent des urines, il permet le dépistage et le contrôle du diabète sucré
- → Cétone : normalement nulle, elle signe l'acido-cétose
- → Protéïnes : maladie des reins ou des voies urinaires, insuffisance rénale si présentes
- → Sang : traumatisme urinaire, menstruations, infection, lithiase, suspect de tumeur du rein ou de la vessie

ZOOM : ASEPSIE DE LA BU

- → L'asepsie de la BU permet la réalisation de l'ECBU en cas de réaction positive
- → Une simple hygiène des mains par de la solution hydro-alcoolique suffit pour le patient
- → Pour le soignant qui réalise l'analyse, le port de gants non stériles est recommandé

53 EXAMENS BIOLOGIQUES

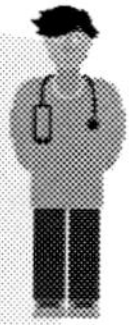

(Compétence 4)

COMPRENDRE ET EXPLIQUER AU PATIENT

Analyses faites sur des échantillons de sang prélevés en général au bras du patient

INDICATIONS

- → Démarche diagnostique
- → Recherche de complications
- → Surveillance de l'efficacité, de la tolérance ou de l'observance d'un traitement

LES DANGERS

Précautions d'emploi : informer le patient, obtenir son consentement pour des recherches génétiques ou des dépistages (VIH par exemple)

Contre-indication : aucune

Complications :

- → Hématome
- → Infection

NORMES ET RESULTATS

Numération Formule Sanguine (NFS): étude des cellules du sang;

Hémoglobine (Hb) = molécule transportant l'oxygène:

- → Normes:
  - Chez l'homme: 13 - 18 g/dL
  - Chez la femme: 12 - 17 g/dL
- → Anomalie: diminution = anémie

Volume Globulaire Moyen (VGM) = volume moyen des globules rouges:

- → Norme: 80 - 100 mm3
- → Anomalie; permet de caractériser une anémie:
  - VGM < 80 : anémie microcytaire (inflammation, carence martiale, drépanocytose)
  - VGM dans les normes: anémie normocytaire
  - VGM > 100 : anémie macrocytaire (alcool, hypothyroïdie, syndrome myélo-dysplasique ou myélo-prolofératif)

Globules blancs = leucocytes (polynucléaires et lymphocytes):

- → Norme: 4 000 - 10 000/mm3
- → Anomalie:
  - GB < 4 000: maladie hématologique, immuno-dépression
  - GB > 10 000: infection ou maladie hématologique

Plaquettes:

- → Norme: 150 000 - 400 000/mm3
- → Anomalie:
  - > 400 000: infection ou inflammation
  - < 150 000: risque hémorragique

Bilan de coagulation:

Taux de Prothrombine (TP):

- → Norme: 70 - 100%
- → Anomalie : < 70% si pathologie hépatique ou carence en vitamine K avec risque hémorragique

Temps de Céphaline Activée (TCA):

- → Norme: ratio TCA patient/témoin < 1,2
- → Permet la surveillance du traitement par héparine
- → Risque hémorragique si TCA > 1,2

INR:

- → Norme: 1 en l'absence de traitement
- → Permet la surveillance d'un traitement par anti-vitamine K où l'objectif d'INR est entre 2 et 3
- → Risque hémorragique si INR > 4

Bilan infectieux:

Protéïne C-Réactive (CRP):

- → Norme: < 5 mg/L
- → Anomalie: CRP > 5 si infection bactérienne

Vitesse de Sédimentation (VS):

- → Norme: < 20 mm/h
- → Anomalie: VS > 20 si infection, inflammation, anémie

Pro-CalciTonine (PCT):

- → Norme: < 0,1 mg/L
- → Anomalie: PCT élevée si infection bactérienne sévère

Bilan hépatique:

Transaminases; enzymes hépatiques:

- → Normes:

- ALAT (= TGP): 5 - 35 UI/L
- ASAT (= TGO): 5 - 45 UI/L

→ Anomalie = cytolyse : augmentation si hépatite

Phosphatase Alcaline (PAL); enzyme hépatique

→ Norme: 20 - 80 UI/L

→ Anomalie = cholestase: augmentation si obstruction des voies biliaires

Gamma-GT; enzyme hépatique:

→ Norme: 5 - 28 UI/L

→ Anomalie = cholestase: augmentation si alcoolisme chronique

Bilirubine; pigment biliaire, produit de dégradation de l'Hb:

→ Norme: < 20 mmol/L

→ Anomalie: augmentation dans certaines cholestases

Bilan rénal:

Créatinine: protéïne dégradée et éliminée par les reins

→ Norme: 50 - 115 mmol/L

→ Anomalie: augmentation si insuffisance rénale

→ Clairance de la créatinine:

- Quantité de plasma épuré de la créatinine en 1 minute
- Bon reflet de la fonction rénale
- Évaluée grâce à la formule de Cockroft qui tient compte du sexe, de l'âge et du poids
- La clairance baisse quand le rein est défaillant

Urée: déchet du métabolisme éliminé par les reins

→ Norme: < 0,5 g/L

→ Anomalie: augmentation en cas d'insuffisance rénale

Ionogramme sanguin:

Sodium (Na+):

→ Norme: 135 - 145 mmol/L

→ Anomalie:

- Na < 135: hyponatrémie
- Na > 145: hypernatrémie

Potassium (K+):

→ Norme: 3,5 - 4,5 mmol/L

→ Anomalie:

- K < 3,5: hypokaliémie
- K > 4,5: hyperkaliémie

Chlore (Cl-):

→ Norme: 100 - 115 mmol/L

→ Anomalie:

- Cl < 100: hypochlorémie

Cl > 115: hyperchlorémie

54 ECHOGRAPHIE

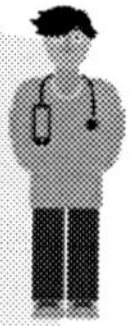

(Compétence 4)

COMPRENDRE ET EXPLIQUER AU PATIENT

→ Technique d'imagerie qui utilise les propriétés de réflexion des ultra-sons à travers les tissus

→ Imagerie en coupe qui dépend de l'orientation de la sonde d'échographie

→ Le Doppler fournit une information sur le flux sanguin sous la forme d'un spectre ou d'une image en couleur

→ Imagerie anatomique et fonctionnelle:

- Largement disponible
- Non irradiant
- Mobile
- Coût limité (30-45 euros)

INDICATIONS

Imagerie diagnostique : toutes les parties du corps peuvent être explorées sauf le cerveau le poumon et l'os;

→ Exploration d'une anomalie biologique hépatique, d'une douleur abdominale

→ Bilan cardiologique

→ Douleur d'une articulation

→ Bilan de débrouillage d'un poly-traumatisé

→ Recherche d'une phlébite

Geste diagnostique ou thérapeutique : ponction, biopsie ou injection guidée sous échographie

LES DANGERS

Précautions d'emploi : opérateur dépendant

Contre-indication : aucune

Complication : aucune

55 RADIOGRAPHIE

(Compétence 4)

COMPRENDRE ET EXPLIQUER AU PATIENT

- → Radiologie conventionnelle la plus fréquemment pratiquée
- → Utilise un faisceau de rayons X qui superpose toutes les « couches » du corps humain traversées afin d'en montrer une représentation en 2 dimensions
- → Cet examen est donc irradiant

INDICATIONS

Imagerie diagnostique : toutes les parties du corps peuvent être explorées;

- → Suspicion d'occlusion digestive
- → Suspicion de pathologie thoracique (pulmonaire ou cardiaque)
- → Recherche de fracture osseuse ou de pathologie articulaire

Geste thérapeutique : cathétérisation guidée sous radiographie

LES DANGERS

Précautions d'emploi : irradiation des organes génitaux, information du patient

Contre-indications : grossesse

Complications : irradiation si examens répétés et à haute dose

56 SCANNER/ TOMODENSITOMETRIE

(Compétence 4)

COMPRENDRE ET EXPLIQUER AU PATIENT

- Technique d'imagerie qui permet d'obtenir des coupes du corps à partir desquelles une reconstruction est possible
- Les rayons X sont utilisés, comme pour les radiographies standards, mais les doses sont beaucoup plus élevées
- L'injection d'un produit de contraste iodé est possible et permet de mieux visualiser certains tissus : on dit alors que le scanner est injecté

INDICATIONS

Imagerie diagnostique : toutes les parties du corps peuvent être visualisées de manière plus ou moins sensibles

- Cerveau
- Face et cou
- Thorax
- Abdomen et pelvis
- Articulations

Geste diagnostique ou thérapeutique : ponction, biopsie ou injection guidée sous scanner

LES DANGERS

Précautions d'emploi : irradiation des organes génitaux, information du patient

Contre-indications : grossesse

Complications : irradiation si examens répétés et à haute dose

ZOOM : SCANNER INJECTE

Effets secondaires du produit de contraste iodé :

- → Insuffisance rénale
- → Réaction allergique
- → Sensations de chaleur au moment de l'injection du produit

Contre-indications à l'injection :

- → Antécédent d'allergie vraie au produit de contraste iodé
- → Insuffisance rénale sévère

Précautions à prendre en cas d'injection :

- → Pré-médication anti-allergique si patient à risque
- → Hydratation abondante avant et après l'examen
- → Surveillance de la fonction rénale après l'examen
- → Arrêt provisoire d'un traitement par anti-diabétique oral

57 IMAGERIE PAR RESONANCE MAGNETIQUE

(Compétence 4)

COMPRENDRE ET EXPLIQUER AU PATIENT

- → Technique d'imagerie qui repose sur les propriétés magnétiques du proton de l'eau (H+)
- → Imagerie anatomique et fonctionnelle :
  - Non irradiant
  - Bonne tolérance des produits de contraste

INDICATIONS

Imagerie diagnostique : toutes les parties du corps peuvent être visualisées de manière plus ou moins sensibles

- → Cerveau
- → Face et cou
- → Thorax
- → Abdomen et pelvis
- → Articulations

LES DANGERS

Précaution d'emploi : pré-médication chez les patients agités ou claustrophobes

Contre-indications : pace-maker, corps étrangers ferro-magnétiques (œil, valve mécanique, implant cochléaire)

Complications : trouble panique chez les claustrophobes

58 ENDOSCOPIE

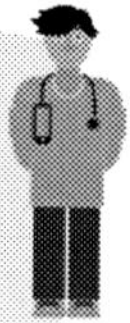

(Compétence 4)

COMPRENDRE ET EXPLIQUER AU PATIENT

→ Technique qui permet de visualiser l'intérieur du corps humain à l'aide d'une caméra en fibre optique (endoscope)

→ Des gestes techniques peuvent également être réalisés : biopsies, ligature

→ Principales explorations endoscopiques:
- Fibroscopie bronchique: endoscopie des voies aériennes
- Fibroscopie oeso-gastro-duodénale: endoscopie de l'appareil digestif haut
- Arthroscopie: endoscopie d'une articulation
- Coloscopie: endoscopie du colon
- Cystoscopie: endoscopie de la vessie
- Hystéroscopie: endoscopie de l'utérus

→ Selon le terrain du patient, le geste à réaliser et la durée prévue, l'endoscopie est réalisée sous anesthésie locale ou générale

→ L'exploration n'est pas douloureuse dans la plupart des cas, mais assez inconfortable

INDICATIONS

→ Démarche diagnostique (visualiser un ulcère, prélever des biopsies)

- Geste thérapeutique (coagulation)
- Surveillance d'une pathologie (cancer)

LES DANGERS

Précautions d'emploi:

Avant l'examen:

- Informer le patient et recueillir son consentement écrit
- Réaliser le bilan pré-transfusionnel et de coagulation
- Vérifier que le patient est à jeun
- Poser une VVP
- Scoper le patient

Pendant l'examen:

- Plateau technique adapté, à proximité d'un dispositif chirurgical si nécessaire
- Matériel stérilisé ou à usage unique
- Surveillance et traitement de la douleur (EVA)

Après l'examen: surveillance (saignements, douleur, scope)

Contre-indications:

- Instabilité hémodynamique
- Trouble de la coagulation (pour la biopsie)

Complications:

- Perforation d'organe creux
- Hémorragie
- Infection

59 ANTALGIQUES: PALLIER 1

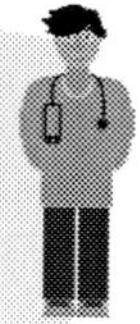

(Compétences 4 et 6)

MOLECULES

Paracétamol : doliprane®, dafalgan®, efferalgan®

Acide acétyl-salicylique : aspirine®, aspégic®

Anti-Inflammatoire Non Stéroïdiens (AINS) : célébrex®, voltarène®, profénid®, naprozyne®

MODE D'ACTION

Antalgiques et antipyrétiques avec des propriétés anti-inflammatoires, non morphiniques

Action anti-agrégante des salicylates à faible dose

INDICATIONS

Douleur légère à modérée: EVA < 40 mm

CONTRE-INDICATIONS

- → Allergie connue
- → Hypersensibilité au paracétamol
- → Insuffisance hépato-cellulaire sévère pour le paracétamol
- → Antécédent d'ulcère gastro-duodénal pour les AINS

MODE D'EMPLOI

Voie d'administration: per os (PO) ou intra-veineuse (IV)

Précaution d'emploi:

- → Ne pas dépasser la dose maximale quotidienne
- → Prévention des troubles digestifs par la prescription d'anti-ulcéreux
- → Diminution des doses chez l'insuffisant rénal

Surveillance: tolérance digestive

EFFETS SECONDAIRES

- → Éruption cutanée et hépatite cytolytique sous paracétamol (antidote = N-acétylcystéïne)
- → Ulcère et intolérance digestive pour les AINS

ZOOM : SYNDROME DE WIDAL

- → Découvert chez l'enfant sous salicylate
- → Triade diagnostique:
  - Intolérance à l'acide acétyl-salicylique
  - Asthme
  - Polypose naso-sinusienne
- → Aucune thérapeutique spécifique sauf le traitement symptomatique de l'asthme et des éventuelles manifestations de la polypose
- → Éviction de l'aspirine®

60 ANTALGIQUES : PALLIER 2

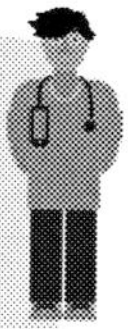

(Compétences 4 et 6)

MOLECULES

Tramadol : contramal®, topalgic®, ixprim®

MODE D'ACTION

Morphiniques faibles mono-aminergiques, en association au paracétamol pour limiter le risque de mésusage

INDICATIONS

- → Douleur modérée à sévère (EVA 40 - 70 mm)
- → Échec des antalgiques de pallier 1

CONTRE-INDICATIONS

- → Insuffisance respiratoire, rénale ou hépatique sévère
- → Grossesse et allaitement

MODE D'EMPLOI

Voie d'administration : PO à Libération Immédiate / Prolongée (LI / LP) ou IV

Précaution d'emploi : ne pas associer à un opioïde fort

Surveillance : tolérance globale

EFFETS SECONDAIRES

- → Nausées, vomissements
- → Somnolence
- → Céphalées, vertiges
- → Constipation
- → Rétention urinaire

61 ANTALGIQUES: PALLIER 3

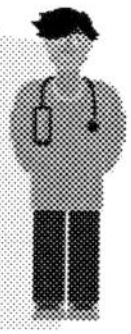

(Compétences 4 et 6)

MOLECULES

Sulfate de morphine : skenan®, sevredol®, oramorph®, moscontin®,

Fentanyl : durogésic®, abstral®

Oxycodone: oxycontin®, oxynorm®

MODE D'ACTION

Morphiniques puissants / opioïdes forts d'action centrale

INDICATIONS

- → Douleur très intense EVA > 70 mm
- → Échec des antalgiques de pallier 2

CONTRE-INDICATIONS

- → Hypersensibilité à la morphine
- → Insuffisance respiratoire décompensée

MODE D'EMPLOI

Voie d'administration : PO (LI / LP), IV, IM, sous-cutanée, trans-dermique

Précautions d'emploi : titration nécessaire, adapter les doses chez l'insuffisant rénal

Surveillance : score de sédation, FR (> 10/min)

EFFETS SECONDAIRES

- → Constipation (100% ! À prévenir d'emblée par des laxatifs)
- → Somnolence (20%)
- → Nausées, vomissements (30%)
- → Dépression respiratoire (antidote = naloxone)
- → Dépendance
- → Rétention urinaire

62 SOLUTES DE PERFUSION : CRISTALLOIDES

(Compétences 4 et 6)

MOLECULES

Sérum salé (NaCl) :

- → Isotonique (physiologique) 0,9%
- → Hypertonique 7,5%

Sérum glucosé : G 2,5% - G 5% - G 10% - G 30%

Mélange ionique : ringer-lactate®

Bicarbonate de sodium : 1,4% - 4,2% - 8,4%

MODE D'ACTION

Pouvoir d'expansion volémique :

- → Perfusion de molécules (sodium) qui passent rapidement dans le milieu interstitiel en entraînant l'eau
- → Faible et de courte durée

INDICATIONS

- → Perfusion de médicaments
- → Garde veine
- → Hydratation
- → Troubles hydro-électrolytiques

CONTRE-INDICATIONS

- Sérum salé : œdèmes, insuffisance cardiaque
- Sérum glucosé : troubles neurologiques
- Bicarbonate de sodium : alcalose métabolique, acidose respiratoire

MODE D'EMPLOI

Voie d'administration : IV

Surveillance :

- Constantes hémodynamiques
- Point de perfusion
- Poids

EFFETS SECONDAIRES

- Sérum salé : hypernatrémie, surcharge
- Sérum glucosé : hyperglycémie
- Bicarbonate de sodium : surcharge, oedèmes, alcalose métabolique

63 SOLUTES DE PERFUSION : COLLOIDES

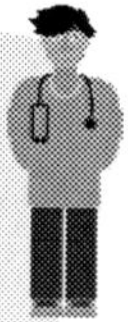

(Compétences 4 et 6)

MOLECULES

Macro-molécule : plasmion®, voluven®

Albumine humaine

MODE D'ACTION

Pouvoir d'expansion volémique :

- → Perfusion de grosses molécules qui restent dans les vaisseaux et retiennent l'eau
- → Important et durable

INDICATIONS

- → États de choc
- → Hypovolémie sévère

CONTRE-INDICATIONS

- → Surcharge
- → Allergie

MODE D'EMPLOI

Voie d'administration : IV

Surveillance :

- → Constantes hémodynamiques
- → État cutané
- → Point de perfusion
- → Poids

EFFET SECONDAIRE

Allergie

64 ANTICOAGULANTS : HEPARINE

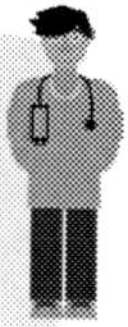

(Compétences 4 et 6)

MOLECULES

Héparine de Bas Poids Moléculaire (HBPM) : lovenox®

Héparine Non Fractionnée (HNF) : calciparine®, héparine sodique®

MODE D'ACTION

Action anticoagulante immédiate sur l'anti-thrombine III

INDICATIONS

- → Prévention des maladies thrombo-emboliques veineuses chez les patients alités ou immobilisés
- → Maladie veineuse thrombo-embolique : AVC ischémique, embolie pulmonaire, thrombose veineuse
- → Arythmie Cardiaque par Fibrillation Auriculaire (ACFA)

CONTRE-INDICATIONS

HNF et HBPM :

- → Hémorragie
- → Trouble de l'hémostase
- → Allergie à l'héparine
- → Antécédent de Thrombopénie Induite par l'Héparine (TIH)

HBPM : insuffisance rénale sévère

MODE D'EMPLOI

Voie d'administration: IVSE ou Sous-Cutanée (SC)

Surveillance:

Efficacité:

- → Signes de thrombose
- → Dosage du TCA à H6 post-HNF

Tolérance:

- → Hémorragie
- → Numération plaquettaire

EFFETS SECONDAIRES

Thrombopénie Induite par l'Héparine (TIH)

Hémorragie

65 ANTICOAGULANTS : ANTI-VITAMINE (AVK)

(Compétences 4 et 6)

MOLECULES

Acénocoumarol : sintrom®

Warfarine : coumadine®

Fluindione: previscan®

MODE D'ACTION

→ Intervient au niveau de la cellule du foie sur le mécanisme de réduction de la vitamine K

→ Effet anticoagulant indirect qui empêche la synthèse des formes actives de plusieurs facteurs de coagulation (2, 7, 9 et 10)

INDICATIONS

→ Prévention ou traitement des maladies veineuses thrombo-emboliques

→ Cardiopathies emboligènes

CONTRE-INDICATIONS

→ Insuffisance hépatique sévère

→ Insuffisance rénale sévère

MODE D'EMPLOI

Voie d'administration: Per Os (PO)

Précautions d'emploi:

- → Observance primordiale: 1 prise par jour à horaire régulier
- → Pas de sport violent ni de geste invasif
- → Pas de médication sans en avoir parler au médecin ni d'aliments riches en vitamine K (chou)

Surveillance: hémorragie, INR entre 2 et 3 dans la plupart des cas

EFFET SECONDAIRE

Manifestation hémorragique

ZOOM : TEMPS DE DEMI-VIE

- → La demi-vie est le temps nécessaire pour que la moitié de la quantité d'une substance introduite dans l'organisme en soit éliminée
- → Celle des AVK est longue (30h), ce qui explique la difficulté d'équilibrage du traitement
- → Le traitement par AVK n'est donc pas un traitement de l'urgence

66 THROMBOLYTIQUES

(Compétences 4 et 6)

MOLECULES

Altéplase: actilyse®

Ténéctéplase: métalyse®

Streptokinase: streptase®

MODE D'ACTION

Destruction d'un caillot bloqué dans un vaisseau par destruction de la fibrine qui le forme

INDICATIONS

- → Accident Vasculaire Cérébral ischémique précoce
- → Embolie pulmonaire avec signes de choc
- → Infarctus du myocarde précoce ou sans possibilité de réalisation d'une coronarographie

CONTRE-INDICATIONS

- → AVC hémorragique récent
- → Suspicion de dissection aortique
- → Trouble de l'hémostase sévère
- → HTA sévère non contrôlée

- → Traumatisme crânien récent
- → Grossesse
- → Chirurgie récente

MODE D'EMPLOI

Voie d'administration: IV ou intra-artérielle

Précautions d'emploi:

- → Bilan pré-transfusionnel
- → Posologie adaptée au poids

Surveillance:

- → Efficacité: ischémie / signes de revascularisation
- → Tolérance: scope, hémorragie, allergie

EFFETS SECONDAIRES

Hémorragie

Allergie

67 DIURETIQUES DE L'ANSE

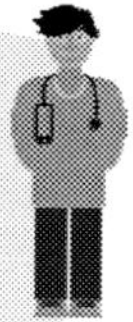

(Compétences 4 et 6)

MOLECULES

Furosémide : lasilix®

Bumétanide : burinex®

MODE D'ACTION

Sali-diurétique puissant : médicament du néphron

- → Inhibition du mécanisme de ré-absorption tubulaire de sodium
- → Inhibition du co-transporteur Na+/K+/2Cl-
- → Le sodium et le chlore sont excrétés dans les urines, ce qui négative le bilan hydro-sodé

INDICATIONS

Oedème Aigu du Poumon (OAP)

Autres états oedémateux :

- → Syndrome néphrotique
- → Ascite cirrhotique
- → Insuffisance rénale chronique

HyperTension Artérielle (HTA)

Insuffisance cardiaque congestive

MODE D'EMPLOI

Voie d'administration: PO ou IV

Précautions d'emploi : la supplémentation potassique est quasi-systématique

Surveillance: diurèse, ionogramme sanguin (kaliémie), ECG

EFFETS SECONDAIRES

→ Hypokaliémie (alcalose métabolique)
→ Hyponatrémie (déplétion et dilution)
→ Hypovolémie et hypotension artérielle
→ Hypocalcémie
→ Ototoxicité

ZOOM : INTERACTION MEDICAMENTEUSE

L'effet hypokaliémiant des diurétiques augmente le risque d'arythmie chez un patient sous digitaliques, soyez vigilant !

68 INHIBITEURS DE L'ENZYME DE CONVERSION (IEC)

(Compétences 4 et 6)

MOLECULES

Captopril : captolane®, lopril®

Lisinopril : prinivil®, zestril®

Énalapril : renitec®

MODE D'ACTION

Anti-hypertenseur :

- → Vasodilatation artérielle
- → Blocage du système rénine angiotensine par inhibition de l'enzyme de conversion de l'angiotensine

Néphroprotecteur

INDICATIONS

- → HTA
- → Insuffisance cardiaque congestive
- → Dysfonction du ventricule gauche
- → Post-infarctus du myocarde
- → Néphropathie diabétique

CONTRE-INDICATIONS

- → Grossesse
- → Hyperkaliémie
- → Sténose artérielle rénale bilatérale

MODE D'EMPLOI

Voie d'administration: Per Os

Surveillance: TA, ionogramme sanguin (kaliémie)

EFFETS SECONDAIRES

- → Insuffisance rénale seulement si:
  - Sténose des artères rénales
  - Hypovolémie
- → Hyperkaliémie
- → Hypotension artérielle
- → Toux
- → Allergie: œdème de Quincke

ZOOM : STENOSE DES ARTERES RENALES

Une recommandation de bonne pratique préconise la réalisation d'une échographie doppler des artères rénales avant la mise sous IEC... Ce qui n'est pas toujours respecté

69 BETA-BLOQUANTS

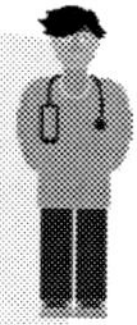

(Compétences 4 et 6)

MOLECULES

Aténolol : ténormine®

Bisoprolol : détensiel®, soprol®, nom commercial®

Propranolol: avlocardyl®

MODE D'ACTION

Pouvoir bloquant b-adrénergique:

→ Effet cardiaque (b1-bloquant) : inotrope, chronotrope, bathmotrope et dromotrope négatifs

→ Bronchoconstriction (b2-bloquant)

INDICATIONS

→ HTA

→ Insuffisance coronaire

→ Insuffisance cardiaque

→ Troubles du rythme supra-ventriculaires

→ Migraine

→ Glaucome à angle ouvert

CONTRE-INDICATIONS

Absolues :

- → Bloc Sino-Auriculaire (BSA)
- → Bloc Auriculo-Ventriculaire (BAV) de haut degré non appareillé
- → Insuffisance cardiaque décompensée
- → Asthme
- → Syndrome de Raynaud
- → Syndrome dépressif grave

Relatives :

- → Broncho-Pneumopathie Chronique Obstructive (BPCO)
- → Syndrome de Raynaud mineur
- → Artérite

MODE D'EMPLOI

Voie d'administration : Per Os

Précautions d'emploi : à débuter à faibles doses et augmentation progressive

Surveillance : Fréquence cardiaque, fatigue

EFFETS SECONDAIRES

- → Bradycardie excessive
- → Troubles de la conduction (Bloc Auriculo-Ventriculaire)
- → Diminution de la tolérance à l'exercice physique
- → Froideur des extrémités
- → Asthénie
- → Impuissance
- → Troubles du sommeil, tendance dépressive

70 CORTICOIDES

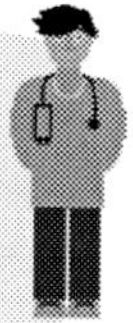

(Compétences 4 et 6)

MOLECULES

Cortisone : cortisone®

Prednisone : cortancyl®

MODE D'ACTION

→ Anti-inflammatoire très puissant : inhibition des signes cardinaux de l'inflammation

→ Immuno-suppresseur : inhibition des macrophages et des lymphocytes T

→ Anti-émétique au cours des chimiothérapies anti-cancéreuses

INDICATIONS

→ Affections chroniques inflammatoires et/ou dysimmunitaires

→ Réactions immuno-allergiques graves

→ Traitement et prévention du rejet de greffe

CONTRE-INDICATIONS

Infections virales et parasitaires

MODE D'EMPLOI

Voie d'administration: inhalation, cutanée, PO, IV ou injections

Précautions d'emploi:

- Dose unique le matin
- Dose la plus petite possible
- Traitement à court terme si possible
- Régime alimentaire associé: hypoglucidique, hyperprotidique, désodé, supplémentation calcique et potassique
- Arrêt d'un traitement prolongé progressif

Surveillance: glycémie, kaliémie

EFFETS SECONDAIRES

- Risque d'infection augmenté
- Défaut de cicatrisation
- Retard de croissance chez l'enfant
- Troubles du métabolisme : diabète cortico-induit ou déséquilibre d'un diabète pré-existant, redistribution des graisses (bosse de bison)
- Ostéoporose
- Troubles électrolytiques : rétention hydro-sodée (prise de poids), hypokaliémie
- Atteinte cardio-vasculaire: HTA, risque thrombogène
- Œil: glaucome à angle ouvert, cataracte
- Psychiatriques: agressivité, agitation, délire
- Effet cutané: acné, peau amincie, fragile
- Cortico-dépendance et cortico-résistance

ZOOM : USAGE DES CORTICOIDES

C'est un médicament qui a révolutionné la médecine de par son efficacité « miraculeuse »

Comme tout médicament, il a aussi ses effets adverses qui doivent bien faire peser la balance bénéfice-risque à la prescription

71 DERIVES NITRES

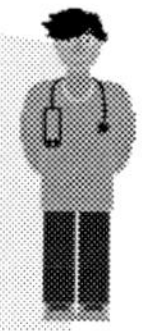

(Compétences 4 et 6)

MOLECULES

Dinitrate d'isosorbide: risordan®

Mononitrate d'isosorbide : monicor®

MODE D'ACTION

Baisse des besoins en 02 du myocarde

→ Vasodilatation veineuse:
- Diminution du retour veineux (pré-charge et volume)
- Baisse de la pression de remplissage du ventricule gauche

→ Vasodilatation artérielle systémique:
- À forte dose
- Augmentation de la compliance artérielle
- Diminution de la post-charge

INDICATIONS

→ OAP

→ Ischémie aiguë

CONTRE-INDICATIONS

Absolues:

- Hypotension sévère
- État de choc hypovolémique

Relatives: cardiomyopathie obstructive

MODE D'EMPLOI

Voie d'administration: IVSE ou PO

Surveillance: Tension Artérielle Systolique > 110 mmHg

EFFETS SECONDAIRES

- Hypotension artérielle (ou orthostatique chez le sujet âgé)
- Céphalées dose-dépendante
- Bouffées de chaleur et érythème
- Syndrome de sevrage => arrêt progressif

ZOOM : INTERACTION MEDICAMENTEUSE

Traitement concomitant par sildénafil (viagraÒ) qui est un Inhibiteur de la Phospho-Diéstérase-5 : risque d'hypotension majeure et d'aggravation de l'insuffisance coronaire

72 AMINES : ADRENALINE

(Compétences 4 et 6)

MOLECULES

Adrénaline ou épinéphrine : adrénaline®

MODE D'ACTION

Sympathomimétique aux effets :

- a-stimulant : vasoconstriction périphérique, augmentation de la TA
- b1-stimulant : augmente la vitesse la force et la fréquence de contraction cardiaque
- b2-stimulant : bronchodilatation

INDICATIONS

- Arrêt cardiaque
- États de choc sévères (surtout anaphylactique)

CONTRE-INDICATIONS

Aucune

MODE D'EMPLOI

Voie d'administration : IV, inhalation, intra-trachéal

Surveillance : scope (FC)

EFFETS SECONDAIRES

→ Tachycardie
→ HTA
→ Troubles du rythme cardiaque

73 AMINES: NORADRENALINE

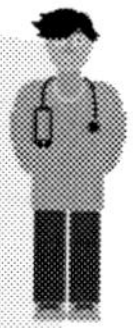

(Compétences 4 et 6)

MOLECULES

Norépinéphrine : noradrénaline®

MODE D'ACTION

Sympathomimétique aux effets :

- → a-stimulant : vasoconstriction périphérique, augmentation de la TA
- → b1-stimulant : augmente la vitesse la force et la fréquence de contraction cardiaque

INDICATION

États de choc, principalement le choc septique

CONTRE-INDICATIONS

Troubles du rythme ventriculaire

MODE D'EMPLOI

Voie d'administration : IV

Surveillance : scope (FC, TA)

EFFETS SECONDAIRES

- → Troubles du rythme cardiaque
- → Angor
- → Hypertension

74 AMINES : DOBUTAMINE

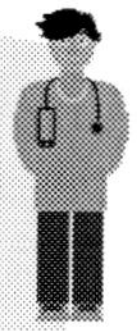

(Compétences 4 et 6)

MOLECULES

Dobutamine : dobutamine®

MODE D'ACTION

Amine sympathomimétique aux effets :

- → a-stimulant : vasoconstriction périphérique, augmentation de la TA
- → b1-stimulant : augmente la vitesse la force et la fréquence de contraction cardiaque

INDICATIONS

État de choc cardiogénique

CONTRE-INDICATIONS

- → Troubles du rythme ventriculaire graves
- → Obstacle à l'éjection ou au remplissage ventriculaire
- → Allergie

MODE D'EMPLOI

Voie d'administration : IV

Surveillance : scope

EFFETS SECONDAIRES

→ Tachycardie
→ HTA
→ Allergie

75 AMINES : DOPAMINE

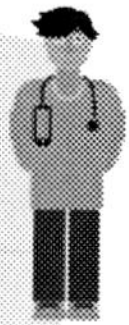

(Compétences 4 et 6)

MOLECULES

Dopamine: dopamine

MODE D'ACTION

Sympathomimétique aux effets :

- → Dopaminergique (faible dose) : vasodilatation avec augmentation du débit sanguin
- → b1-stimulant (dose moyenne) : augmente la vitesse la force et la fréquence de contraction cardiaque
- → b2-stimulant (forte dose) : vasoconstriction périphérique

INDICATIONS

État de choc

CONTRE-INDICATIONS

- → Trouble ventriculaire grave
- → Grossesse et allaitement
- → Allergie

MODE D'EMPLOI

Voie d'administration : IV

Surveillance : scope

EFFETS SECONDAIRES

- → Tachycardie
- → Angor
- → Allergie

76 PSL : CONCENTRE DE GLOBULES ROUGES (CGR)

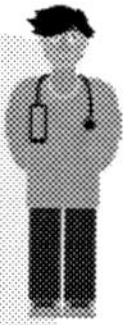

(Compétences 4 et 6)

MOLECULES

CGR standard : compatibilité ABO et rhésus D

CGR phénotypé : compatibilité ABO, tous les rhésus et Kell

CGR compatibilisé : CGR totalement compatible, testé au laboratoire

CGR irradié : leucocytes résiduels inactivés

CGR déplasmatisé : protéïnes plasmatiques retirées

MODE D'ACTION

Obtenus à partir de don de sang total

Sont tous déleucocytés

En moyenne, 1 CGR augmente le taux d'Hb de 1 g/dL

INDICATIONS

Seuils transfusionnels :

- → Anémie aiguë si Hb < 7 g/dL
- → Anémie chronique chez les patients hémopathes :
  - Hb < 6 g/dL
  - Hb < 10 g/dL si antécédent cardiaque

Type de CGR à transfuser :

- CGR phénotypé : patientes en âge de procréer et les poly-transfusés
- CGR compatibilisé : patients avec des RAI positives
- CGR irradié : patients immuno-déprimés
- CGR déplasmatisé : patients allergiques à certains protéïnes du plasma

CONTRE-INDICATIONS

Aucune

MODE D'EMPLOI

Voie d'administration : IV sur une voie spécifique

Précautions d'emploi : respect de la compatibilité transfusionnelle

Surveillance : scope rapproché (TA, FR, FC, T°) et présence permanente de l'infirmière le premier quart d'heure de transfusion pour surveiller l'état général du patient

EFFETS SECONDAIRES

- Immunologique
- Infectieux
- Surcharge

ZOOM : CONSERVATION DES CGR

- 42 jours à l'Établissement Français du Sang
- Quelques heures dans le réfrigérateur du service
- Cryo-conservation possible en cas de groupe rare

77 PSL: PLASMA FRAIS CONGELE (PFC)

(Compétences 4 et 6)

MOLECULES

PFC viro-atténué (par bleu de méthylène)

PFC viro-inactivé (par solvant-détergent)

MODE D'ACTION

Concentrés de facteurs de la coagulation

INDICATIONS

- → Choc hémorragique
- → Coagulation Intra-Vasculaire Disséminée (CIVD)
- → Déficit en facteurs de la coagulation

CONTRE-INDICATIONS

Aucune

MODE D'EMPLOI

Voie d'administration: IV sur une voie spécifique

Précautions d'emploi: respect de la compatibilité transfusionnelle

Surveillance: scope rapproché, consigné

EFFETS SECONDAIRES

- → Infection
- → Purpura post-transfusionnel

ZOOM : CONSERVATION DU PFC

- → Pendant 1 an
- → À l'état congelé
- → Une fois décongelé, doit être transfusé dans les 3 heures
- → Ne jamais re-congeler après décongélation

78 PSL : CONCENTRES PLAQUETTAIRES (CP)

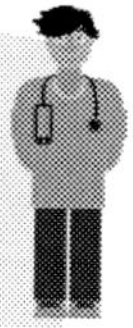

(Compétences 4 et 6)

MOLECULES

Concentrés Plaquettaires d'Aphérèse (CPA) : donneur unique

Mélange de Concentrés Plaquettaires standard (MCP) : provient de plusieurs dons

MODE D'ACTION

- → Plaquettes de substitution
- → Toutes sont déleucocytés

INDICATIONS

- → Choc hémorragique
- → Plaquettes < 20 000 en toutes circonstances
- → Plaquettes < 50 000 si geste invasif prévu

CONTRE-INDICATIONS

Aucune

MODE D'EMPLOI

Voie d'administration : IV sur une voie spécifique

Précautions d'emploi: respect de la compatibilité ABO si possible

Surveillance: scope rapproché, consigné

EFFETS SECONDAIRES

→ Infection

→ Purpura post-transfusionnel

ZOOM : CONSERVATION DES CP

→ Pendant 5 jours

→ À température ambiante

→ Doivent être transfusés dès réception

79 ANTI-ULCEREUX

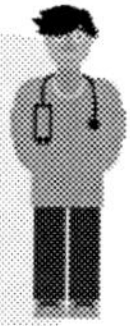

(Compétences 4 et 6)

MOLECULES

Oméprazole : mopral®

Esoméprazole : inexium®

MODE D'ACTION

Augmentation du pH de l'estomac :

- → Inhibition de la sécrétion d'acide gastrique
- → Inhibition de la pompe à protons (H+)

INDICATIONS

- → Ulcères digestifs
- → Prévention des ulcères de stress chez les patients de réanimation

CONTRE-INDICATIONS

Allaitement

MODE D'EMPLOI

Voie d'administration: PO ou IV

Précautions d'emploi: si grossesse et insuffisance hépatique

Surveillance: bilan hépatique

EFFETS SECONDAIRES

Rares:

- → Digestifs: troubles du transit
- → Hépatiques: élévation des transaminases
- → Cutanés: éruption